女性性激素临床应用与病例解读

邓成艳　孙爱军　杨　欣　陈　瑛　主编

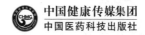
中国健康传媒集团
中国医药科技出版社

内 容 提 要

　　本书内容包括基础知识篇、临床应用篇、病例解读篇三部分，其中基础知识篇主要介绍了性激素的相关知识、检测方法、临床误区和化验单解读；临床应用篇重点介绍了性激素测定在评估卵巢储备功能、闭经、生殖医学领域的应用，高催乳素血症、更年期女性、多囊卵巢综合征、肾上腺皮质功能亢进的性激素变化特点，以及常用雌激素、孕激素类药物及其血中测定值等；病例解读篇精选 17 个病例，每个病例通过临床思路、病例分析等进行详细阐述。本书适合妇科、内分泌科等相关专业医学生及临床工作者阅读参考。

图书在版编目（CIP）数据

　　女性性激素临床应用与病例解读 / 邓成艳等主编 . — 北京：中国医药科技出版社，2021.9（2024.9重印）
　　ISBN 978-7-5214-1913-9

　　Ⅰ.①女… Ⅱ.①邓… Ⅲ.①性激素－测定－应用－妇科病－内分泌病－诊疗 Ⅳ.① R711

　　中国版本图书馆 CIP 数据核字（2020）第 122778 号

美术编辑　陈君杞
版式设计　也　在

出版　**中国健康传媒集团** | 中国医药科技出版社
地址　北京市海淀区文慧园北路甲 22 号
邮编　100082
电话　发行：010-62227427　邮购：010-62236938
网址　www.cmstp.com
规格　880 × 1230 mm $\frac{1}{32}$
印张　5 $\frac{3}{4}$
字数　132 千字
版次　2021 年 9 月第 1 版
印次　2024 年 9 月第 6 次印刷
印刷　北京印刷集团有限责任公司
经销　全国各地新华书店
书号　ISBN 978-7-5214-1913-9
定价　**32.00 元**

获取新书信息、投稿、为图书纠错，请扫码联系我们。

编 委 会

序

这是一部并不常见，却又常常需要的专著。

我们常说"内分泌学是妇产科学的内科学基础"，妇科内分泌学或生殖内分泌学不仅是下丘脑－垂体－卵巢轴之"轴心"，也是妇产科学的"轴心"，可见其重要性，而重要的东西却又常常令人费解，或者需要重点学习、领会。

本书不仅是"锦上添花"，也是"雪中送炭"，亦可视为雅俗共赏。

本书主要有以下三个突出的特点。

一曰突出"理"。理者，机理、原理，即各种女性性激素之机理及其分泌、调解、作用等。从女性性激素的分泌来源、结构转化到生理、病理效应，懂者谓之清，蒙者谓之浊，全在乎是否明白。还要理解不同年龄、不同周期、不同时间的变化，更要善于掌握开具检查及读懂检测报告的能力。这些道理，本书阐述得清楚明了，又易于通达。

二曰突出"药"。各种雌激素及相关药物，常使临床医生感到困惑，需"知其名，又要明其理"，"知其然，又要知其所以然"。

我们都知道，同一类药，有其不同的功效；剂量不同，作用相去甚远；不同时期用药，结果可能大相径庭；况且还有用药剂型、途径等。所幸，这些在本书都阐述得详尽周全。

三曰突出"用"。"理""药"为之具，为之器，重在应用、使用，重在用者之为"君子"，即"君子不器"（孔子），用器而非器也。

"用"的第二层含义是转化，即正确掌握上述机理与药物，恰当应用到临床。也许，这是最关键、最艰难的。

应用靠实践、靠经验，而这却是书著者不能代替的。靠读者同道苦心积累、擅善升华，乃为我们所企望的。

邓成艳、孙爱军教授等主编，以各自医院为基础，联手打造本书，又博采众长，想必会铸成宝剑一柄。是为幸事、善事！

愿作一序如是。

郎景和

2021 年 5 月

目录

病例解读篇

附录

基础知识篇

第一章 性激素相关知识

一、性激素检测项目及生理意义

严格意义上，只有雌激素、孕激素、雄激素属于性激素，这三种性激素均有多种类型及其衍生物和代谢产物，临床上通常测定的是雌二醇（E_2）、孕酮（P）、总睾酮（T）。而促卵泡生长素（FSH）、促黄体生成素（LH）和催乳素（PRL）与性激素关系密切，相互协调，故统称为性激素六项（FSH、LH、E_2、P、T、PRL）。

1. 促卵泡生长素（FSH）

来源 FSH 是由垂体前叶促性腺激素细胞所分泌的促性腺激素之一。

主要生殖生理作用

（1）直接促进窦前卵泡及窦状卵泡中颗粒细胞的分裂增殖，使卵泡生长发育。

（2）在前一周期的黄体晚期及本周期的早卵泡期，募集卵巢内窦卵泡；促使颗粒细胞合成分泌胰岛素样生长因子（IGF）及其受体、抑制素等物质，并与这些物质协同，调节优势卵泡的选择和非优势卵泡的闭锁退化。

（3）诱导颗粒细胞内芳香化酶的产生，合成与分泌雌二醇；FSH 诱导细胞色素 P450 还原酶的表达，后者转运电荷给芳香化酶 I 型 17β- 羟甾脱氢酸，将雌酮还原成雌二醇。

（4）晚卵泡期，与雌激素协同，诱导排卵前卵泡的颗粒细胞上形成 LH 受体，为卵泡排出及颗粒细胞黄素化做准备。

2. 促黄体生成素（LH）

来源 LH 是由垂体前叶促性腺激素细胞所分泌的第二种促性腺激素。

主要生殖生理作用

（1）在卵泡期刺激卵泡膜细胞合成雄激素，主要是雄烯二酮，为颗粒细胞芳香化（雌二醇的合成）提供底物，使较小卵泡的生长延缓，并抑制芳香化酶活性，从而把多卵泡发育减少到最低程度。

（2）排卵前促使卵母细胞最终成熟及排卵。

（3）在黄体期维持黄体功能，促进孕激素、雌二醇和抑制素 A 的合成与分泌。

3. 雌二醇（E$_2$）

来源 E$_2$ 主要由卵泡的颗粒细胞和排卵后的黄体细胞产生，妊娠后胎盘分泌。

主要生殖生理作用

（1）有效促进子宫内膜增殖及女性第二性征的发育。

（2）早、中卵泡期，雌激素抑制性负反馈作用于下丘脑，改变促性腺激素释放激素（GnRH）脉冲的振幅和频率，并降低垂体对 GnRH 的反应性，实现对垂体促性腺激素脉冲式分泌的抑制。

（3）晚卵泡期，雌激素分泌达到阈值（$\geq 200 \sim 300$pg/ml）并维持（48.7 ± 9.3）小时以上，此时雌激素发挥促进性正反馈作用，刺激 LH 与 FSH 分泌升高至峰值。

（4）黄体期和妊娠后，黄体细胞和胎盘分泌雌激素，为妊娠提供需求，如增加子宫血供、刺激子宫平滑肌拉长肥大、刺激催乳素分泌等。

4. 孕酮（P）

来源 P 主要由卵巢黄体分泌，妊娠后由胎盘分泌。

主要生殖生理作用

（1）有效促进增殖期子宫内膜向分泌期转化，其浓度与黄体的生长与退化密切相关。

（2）排卵前稍升高的孕酮水平可增强雌激素对促性腺激素的促进性正反馈作用，黄体期高水平孕激素对促性腺激素脉冲式分泌产生抑制性负反馈作用。

（3）黄体期和妊娠后，黄体细胞和胎盘分泌孕激素，有利于胚胎种植和维持妊娠。

5. 睾酮（T）

来源 T 主要由肾上腺和卵巢分泌。

主要生殖生理作用

（1）参与卵泡生长和卵子成熟的调节，T 增高将抑制下丘脑 – 垂体功能，或直接对抗雌激素而抑制卵泡发育成熟及排卵，导致其闭锁；其水平随月经周期而略有不同。

（2）提高性欲。

6. 催乳素（PRL）

来源 PRL 主要由垂体前叶催乳素细胞分泌，孕期蜕膜产生 PRL，导致羊水中 PRL 浓度比母体血中的高 10 ～ 100 倍。

主要生殖生理作用

（1）母体 PRL：促进乳腺发育与乳汁分泌。

（2）蜕膜 PRL 的功能尚不清楚。

此外，性激素结合球蛋白（SHBG）、硫酸脱氢表雄酮（DHEA-S）和雄烯二酮（ASD）也和性激素的水平息息相关，其具体生理作用如下。

1. 性激素结合球蛋白（SHBG）

来源　SHBG 主要是由肝细胞合成的一种能结合性激素的球蛋白，是血清中的一种糖蛋白。

主要生理作用

SHBG 是一种运输性激素的载体，与类固醇高度特异性结合，包括睾酮、二氢睾酮以及雌二醇。这些激素与 SHBG 结合后会失去生物活性，因此 SHBG 水平在性激素作用过程中以及在各种生理病理情况下都有变化。

2. 硫酸脱氢表雄酮（DHEA-S）

来源　DHEA-S 大部分在肾上腺或腺外组织经磺酸化后以硫酸盐式存在，其分泌由垂体促肾上腺皮质激素（ACTH）和其他垂体因素控制。

主要生理作用

（1）在男性青春期第二性征发育中起重要作用。

（2）可被机体代谢转变为睾酮、雄烯二酮等活性更强的雄激素，或转变为雌激素。

3. 雄烯二酮（ASD）

来源 LH 刺激卵巢和睾丸释放 ASD，促肾上腺皮质激素刺激肾上腺释放 ASD。血液中 ASD 的含量常以"昼夜模式"变化，并且随女性的月经周期而略有不同。

主要生理作用

（1）可被机体转化为更有效的雄激素（如睾酮）或雌激素。

（2）影响男性和女性发生性别分化以及男性第二性征（如声音低沉、长出胡须）发育。

（3）可用作肾上腺功能、雄激素生成及睾丸功能的标志物。

二、性激素的生理变化

在规律的月经周期中，随着卵泡的募集生长以及优势卵泡的形成，性激素发生规律性的波动。了解卵泡生长及性激素的变化规律有助于在临床工作中更透彻地分析、理解病情变化，指导治疗。

正常的月经周期范围为 21 ～ 35 天，本章节中描述的性激素水平的生理变化，来自最标准的 28 天月经周期的模式。

1. 促卵泡生长素（FSH）

（1）FSH 水平在 LH 峰值后 12 ～ 13 天或经前 2 ～ 4 天出现上升趋势，至下一周期的早卵泡期，升高的 FSH 开始募集卵泡，刺激处于有发育倾向的卵泡生长。如果卵泡易于生长，较低的 FSH 水平就可以满足募集卵泡的需求；如果动员卵泡生长困难，FSH 水平就会升高，以达到刺激卵泡生长的目的，所以通常认为 FSH 水平超过 10 ～ 12IU/L 时，提示卵巢功能下降。FSH 是短暂的脉冲分泌的，同一天的不同时间测定，结果会有 1 ～ 3IU/L 的差别。

（2）在早卵泡期，小卵泡分泌的雌激素水平较低，随着被募集的几个卵泡的长大，分泌的雌激素水平逐渐升高；月经周期的第 4 ～ 5 天之后，升高的雌激素（刺激抑制素 B 的升高）对 FSH 产生抑制性的负反馈作用，FSH 水平开始逐渐降低。尽管 FSH 降低，最敏感的一个卵泡仍会继续生长，其余的卵泡走向闭锁，起到二次优选卵泡的作用。

（3）在晚卵泡期，优势卵泡渐趋成熟，处于排卵前期。排卵前促性腺激素波峰的出现是快速增高的雌二醇正反馈的结果。雌二醇可以直接作用于垂体，在雌激素水平快速增加的晚卵泡时期，垂体敏感性和释放促性腺激素的能力增加超过 20 倍；同时，FSH 诱导大卵泡（直径 14mm 以上）内颗粒细胞上 LH 受体的表达，为接受 LH 的作用做好准备。约在月经周期第 13 天，血循环中 E_2 浓度达到峰值，平均可达 200 ～ 300pg/ml。在月经周期的第 14 大，即排卵前一天出现 FSH 峰值（最高可达 50 ～ 80IU/L），同时也有 LH 峰值出现。

（4）排卵后，FSH 血清浓度迅速下降，并一直保持下降趋势直至黄体中期。抑制素 A、雌二醇和孕酮（孕酮对 LH 抑制作用较强）同时抑制了 FSH 至最低点，从而在黄体早、中期阻断启动卵泡发育。

（5）进入黄体晚期，随着黄体的萎缩，E_2 及 P 水平的下降，对 FSH 的抑制性负反馈作用解除，表现出在下一次月经来潮前 2 ～ 4 天 FSH 分泌逐渐升高，启动募集下一个月经周期的卵泡生长发育。因此认为卵泡的发育始于前一周期的黄体晚期，并持续至本周期的排卵前。

2. 黄体生成素（LH）

（1）LH 在早、中卵泡期一直维持低水平（明显低于 FSH 水平）。LH 是短暂的脉冲分泌的，同一天不同时间点的测定结果会有 1～3IU/L 的差别，而且在卵巢功能衰退时，会随着 FSH 上升而升高。正常情况下，基础 LH 水平不高于 FSH 水平。

（2）随着卵泡的生长，LH 呈极缓慢上升。在排卵前 3 天（优势卵泡直径为 14mm 以上），LH 开始明显上升，较早卵泡期升高近 3 倍。排卵前，雌激素水平快速升高，对促性腺激素分泌起促进性正反馈效应。卵泡分泌稳定的 E_2，其血清浓度大于 200～300pg/ml，持续（48.7±9.3）小时诱导出 LH 峰值。在排卵前 1 天 LH 迅速升高达到峰值，LH 峰值是早卵泡期基础 LH 值的十几倍甚至几十倍，平均高于 FSH 峰值 3 倍，最高者可超过 200IU/L。

（3）排卵发生在 LH 峰值后 36～38 小时（也有报道认为 LH 波峰出现和排卵的准确间隔时间为波峰启动后 35～44 小时）。峰值出现后次日，也就是月经周期的第 15 天，卵泡破裂排出卵母细胞。排卵后，LH 值迅速下降接近早卵泡期水平，维持低水平直至月经周期结束。

（4）黄体的分泌功能依赖于 LH 的支持，但黄体中期因升高的雌、孕激素又会出现抑制性负反馈，把此阶段的 LH 压至最低水平，LH 脉冲的频率和幅度均明显下降；黄体晚期 LH 每 24 小时短暂脉冲 1 次。黄体晚期，雌、孕激素水平降低，LH 水平又轻微上升。维持黄体不需要 FSH。

3. 雌二醇（E_2）

（1）早卵泡期，雌激素水平处于最低水平，可达 40 ± 20pg/ml。随着卵泡的募集，尤其是优势卵泡的生长，雌激素水平逐渐升高，在排卵前达到峰值。雌激素的峰值具有短暂的促进性正反馈作用（还有其他各种激素和因子的共同作用），可刺激垂体，触发排卵前 LH 和 FSH 的快速、大量释放。E_2 峰值出现次日，LH、FSH 峰出现，诱发排卵。

（2）排卵后 E_2 水平迅速下降，但很快黄体形成，黄体开始分泌雌激素、孕激素，雌激素水平又开始逐渐升高，在排卵后 $6 \sim 9$ 天达到黄体期峰值平台。

（3）如果受精卵着床，滋养细胞分泌的人绒毛膜促性腺激素（HCG）刺激黄体，黄体功能（此时称妊娠黄体）得以继续维持，雌激素水平继续升高。如未受孕，黄体逐渐萎缩，雌激素水平开始逐渐下降，在黄体晚期末降到最低水平，随即月经出现。

（4）雌激素在月经周期中有两个分泌峰值。第一个峰值出现在卵泡成熟排卵前，一个成熟卵泡的血浆 E_2 水平平均为 $200 \sim 300$pg/ml，范围可以从 $120 \sim 550$pg/ml 不等；第二个峰值出现在黄体中期，E_2 水平平均为（150 ± 70）pg/ml。第一个峰值高于第二个峰值，其高低取决于成熟卵泡内颗粒细胞和随后的黄体细胞的分泌功能，两者相差近一倍。

4. 孕激素（P）

（1）卵泡期的 P 值处于低水平。

（2）随着优势卵泡的发育，E_2 水平呈指数型上升，由于排卵前 LH 峰值出现，此时 P 水平也轻微升高，反映了颗粒细胞在获得大量的 LH 受体后卵泡走向成熟时，颗粒细胞开始黄素化的准备过程，此时 P 的轻度上升是卵泡成熟的表现之一。

（3）有文献报道，P 值开始升高是在排卵前 LH 峰出现前 12～40 小时。排卵后持续、迅速升高，排卵后的第 6～7 天达到峰值，第 6～9 天维持在高水平状态，为胚胎植入提供了最佳的分泌期内膜"窗口"。由于 LH 是由脉冲分泌的，所以孕酮也是由脉冲分泌的，然而每天仅抽 1 次血查孕酮水平很难捕捉到这种脉冲的改变。黄体中期 LH 的分泌约每 6 小时脉冲 1 次，在峰值持续数分钟后下降，而人体的心脏像个巨大的搅拌机，故孕酮的分泌随 LH 脉冲分泌所造成的浓度改变只能在某一瞬间可能被捕捉到，故认为，若在黄体中期查 1 次孕酮水平显示偏低，不足以证明黄体功能不足，学者们推荐至少查两次。

（4）如无胚胎植入，无 HCG 产生，则黄体晚期由于 LH 脉冲的频率和幅度均低，黄体溶解，所以自第 10 天开始，其分泌的雌、孕激素和抑制素 A 在黄体功能寿命的最后 4～5 天呈线性下降，至黄体晚期末和早卵泡期水平达到最低水平。

5. 睾酮（T）

（1）雄激素的水平在整个月经周期中也呈现规律性的变化，但波动较小。

（2）在早卵泡期，T 值处于较低水平，随着卵泡生长，T 值也逐渐升高，在排卵期达峰值，排卵后下降，在黄体中期比较平稳，黄体晚期开始下降至早卵泡期低水平，在分泌晚期达到最低值。这样的变化规律可能与雄激素是合成雌激素的底物有关。

6. 催乳素（PRL）

（1）垂体催乳素细胞阵发性分泌催乳素，每天有 13 ～ 14 个峰值，峰值最多持续 67 ～ 76 分钟，平均峰值振幅为 3 ～ 4ng/ml，脉冲间隔时间为 93 ～ 95 分钟，故每天测定的 PRL 水平很容易捕捉到这种阵发性的波动（PRL 周期的曲线呈波动性，而 FSH 和 LH 的曲线呈光滑性）。PRL 每天早上 8 时开始下降，进入谷值，10 至 11 时降至最低，16 时又开始上升，至第 2 天 8 时又开始下降。

（2）子宫内膜在分泌期，其间质细胞也分泌少量的催乳素。

（3）雌激素是催乳素的刺激因子，在月经周期中，PRL 随雌激素的变化趋势而相应变化。早卵泡期，雌激素水平低，催乳素水平也低；随着卵泡发育，雌激素逐渐上升，催乳素也上升；排卵前，雌激素达峰值，催乳素也达峰值；排卵后雌激素下降，催乳素也下降；黄体形成，雌激素又上升，催乳素也上升；但当黄体晚期开始，雌激素下降，催乳素不下降，一直以一定的水平维持至月经来潮才下降。如果妊娠，PRL 持续上升。孕激素也是 PRL 的刺激因子。

（4）催乳素分泌受影响因素很多，如饮食、睡眠、运动、紧张、应激、低血糖等都有可能导致催乳素水平升高 1 ～ 2 倍，持续时间少于 1 小时，这些应激状态的影响在静坐 1 小时后恢复正常。

（5）评估催乳素的基础状态，女性应在月经周期第 2 ～ 4 天，早上空腹，静坐 1 小时，在 10 至 11 时抽血；或进食碳水化合物后 6 小时，中午空腹抽血，并尽量避免因为应激状态引起催乳素一过性的假性升高。

三、性激素测定的临床意义

1. 雌二醇测定的临床意义

（1）测定雌二醇水平，可了解此时体内雌二醇状态。如果位于早卵泡期水平或低于早卵泡期水平（孕酮很低），但单用黄体酮撤退试验有撤退性出血，则说明雌激素维持生理剂量水平，能够刺激子宫内膜处于增殖期；黄体酮撤退试验无撤退性出血，则说明雌激素水平不足。（子宫性闭经除外）。

（2）卵巢功能衰退：基础 E_2 可能升高（卵泡提早发育，这时要注意计数卵泡数目，当基础窦卵泡数目多时，基础 E_2 也会升高）、FSH 正常，提示卵巢储备功能下降，随着年龄增长及卵巢功能衰退加重，就会出现高 FSH、LH，低 E_2 状态。若病人40 岁之前月经紊乱，两次 FSH>25IU/L（间隔4周抽血），则可诊断为早发性卵巢功能不全。

（3）卵巢功能衰竭：停经1年，基础 E_2 很低而 FSH、LH升高，尤其两次 FSH > 40IU/L 时，提示卵巢功能衰竭。40 岁之前绝经（停经1年），称为卵巢早衰。

（4）中枢性闭经：基础 E_2、FSH、LH 均呈低水平，单用黄体酮撤退试验阴性，人工周期试验阳性，为低促性腺激素（Gn）性闭经，提示病变在下丘脑或垂体。

（5） E_2 水平过高的其他原因：可见于残留卵泡囊肿或颗粒细胞瘤、FSH 瘤、妊娠妇女、药物刺激卵巢治疗中、卵巢过度刺激等。

2. 孕酮测定的临床意义

（1）判断排卵：P ＞ 3ng/ml 提示本周期有 90% 的可能排卵，另外卵泡黄素化未破裂综合征（LUFS）约占 10%。

（2）诊断黄体功能不全：黄体中期两次测定 P ＜ 10ng/ml 时，考虑黄体功能不全；反之，黄体功能正常。

（3）黄体萎缩不全：出血第 4 ～ 5 天查 P 仍高于生理水平，提示黄体萎缩不全。注意查血 HCG，除外流产。

（4）监测妊娠黄体：妊娠早期测定血清 P 浓度，可以评价妊娠黄体功能。若妊娠黄体功能不足，可适时给予外源性 P 补充治疗，挽救因单纯妊娠黄体功能不足时所造成的流产，改善妊娠预后。妊娠早期 P 水平在 25 ～ 30ng/ml 范围，提示妊娠黄体功能良好。

（5）先天性肾上腺皮质增生症（CAH）：如 17α- 羟化酶缺乏、21- 羟化酶缺乏、11β- 羟化酶缺乏等，均有高孕酮血症。

3. 促卵泡生长素测定的临床意义

（1）判断卵巢功能：早卵泡期的 FSH 水平，可以帮助判断卵巢功能。在月经周期第 2 ～ 4 天检测 FSH，可以了解卵巢的储备功能及基础状态。基础 FSH 值受基础 E_2 水平的影响（E_2 抑制性负反馈）。

（2）中枢性闭经：基础 FSH 和 LH、E_2 均呈低水平，单用黄体酮撤退试验阴性，人工周期试验阳性，为低 Gn 性闭经，提示下丘脑或垂体功能减退，而二者的区别需借助 GnRH 激发试验。若 GnRH 激发试验阳性，则为下丘脑性闭经；若为阴性，则为垂体性闭经。

（3）卵巢功能减退：捕捉到单次基础 FSH 值超过 10～12IU/L，提示卵巢功能减退；基础 FSH 值连续两个周期＞25IU/L，若年龄≤40 岁，月经紊乱，提示 POI。

（4）卵巢功能衰竭：停经 1 年，FSH、LH 升高，E_2 很低，尤其两次 FSH＞40IU/L 时，提示卵巢功能衰竭。

（5）其他药物影响：口服避孕药，药物性垂体抑制如 GnRH 激动剂（GnRH-a）、拮抗剂（GnRH-A）治疗后，FSH、LH 及 E_2 均可能会降低。

（6）垂体 FSH 瘤：长时间高雌激素水平时，FSH 值仍然正常或升高，伴有卵巢增大，多个囊肿。

4. 黄体生成素测定的临床意义

（1）预测排卵：排卵前 LH 明显升高，提示 LH 峰出现。LH 峰发生在 E_2 峰之后或同时，突然迅速升高，可达基础值的 3～10 倍，持续 16～24 小时后迅速下降。排卵前 LH 峰大约出现在卵泡破裂之前 36 小时，由于 LH 峰上升及下降均极快，有时检测的所谓峰值并非 LH 的最高值。尿 LH 峰一般较血 LH 峰晚 3～6 小时。LH 峰值结合盆腔超声预测排卵更准确。

（2）下丘脑或垂体功能减退：基础 LH 低下、FSH 和 E_2 均低水平，如神经性厌食导致的下丘脑性闭经。

（3）PCOS：PCOS 的诊断标准为以下 3 项中满足两项：稀发排卵或无排卵；高雄激素的临床表现和 / 或高雄激素血症；卵巢多囊性改变（一侧或双侧卵巢直径为 2～9mm 的卵泡≥12 个，和 / 或卵巢体积≥10ml），并排除其他引起高雄激素及排卵障碍的疾病后方可诊断。PCOS 病人（特别是瘦型 PCOS 病人）基础 LH 水平升高（超过基础 FSH 值），而基础 FSH 相对低水平，造成 LH 与 FSH 比值升高，LH/FSH ＞ 1，称为高 LH 状态，但不作为诊断 PCOS 诊断的标准。

（4）帮助确定中枢性或外周性性早熟：基础 LH 有筛查意义，若 LH ＜ 0.1IU/L，提示未有中枢性青春期发动；若 LH ＞ 3.0 ～ 5.0IU/L，可肯定已有中枢性青春期发动。

（5）垂体 LH 瘤：闭经，低雌激素和 FSH 水平，高 LH 水平，且不受 GnRh-a 抑制。

5. 催乳素测定的临床意义

（1）脑垂体疾患：是高催乳素血症最常见的原因，其中垂体催乳素瘤最多见，空蝶鞍综合征、肢端肥大症、垂体 TSH 瘤等都可导致 PRL 水平异常升高。

（2）PCOS：10% ～ 30%PCOS 病人伴有 PRL 升高，PRL 多轻度增高。

（3）甲状腺功能异常：部分原发性或继发性甲状腺功能减退者，由于促甲状腺激素升高，导致 PRL 增加。

（4）药物：某些药物如多巴胺受体拮抗剂、抗组胺药、多巴胺耗竭剂（如甲基多巴、利血平），激素类药物（如雌激素）、口服避孕药、抗雄激素类药物、促甲状腺激素释放激素等，可引起 PRL 水平升高，但大多数升高的 PRL ＜ 100ng/ml。

（5）肝肾功能异常：慢性肾功能衰竭时，PRL 在肾脏降解异常；肝硬化、肝性脑病时，假神经递质形成，拮抗 PRL 抑制因子（PIF）引起 PRL 升高。

（6）某些病人 PRL 水平升高，而没有相关临床症状或者其他症状，需要考虑是否存在大分子 PRL 血症或大大分子 PRL 血症。

6. 睾酮测定的临床意义

（1）PCOS：T 可能正常，也可能呈轻度至中度升高，但一般 T < 1.5ng/ml。ASD 可有升高，部分病人有 DHEA-S 升高。若治疗前雄激素升高，治疗后下降，可作为评价疗效的指标之一。

（2）产生雄激素的肿瘤：发病前病人月经及生育能力正常，发病后短期内进行性加重的雄激素过多症状，当 T 水平 > 1.5ng/ml，DHEA-S 水平 > 18.9umol/L（726.92ug/dl），ASD > 21nmol/L（600ng/dl）时，需要进一步行影像学检查及其地塞米松抑制试验明确诊断。

（3）间质－卵泡膜细胞增殖症：T 升高，但 DHEA-S 正常。

（4）先天性肾上腺皮质增生（CAH）：如 21-羟化酶缺乏、11β-羟化酶缺乏时，T 和 ASD 升高，同时出现血 17-羟孕酮升高，孕酮升高。

第二章　性激素测定的方法及优缺点

一、性激素测定的常用方法

1. 放射免疫分析法（RIA）

（1）该技术是将抗原、抗体反应的高度特异性与放射性同位素检测技术的高度灵敏性相结合而建立的检测技术，提高了灵敏度，使免疫分析从定性变为定量，从常量分析提高到微量。

（2）样本用量少，操作简单，试剂成本低是 RIA 的优点。

（3）缺点是该方法受同位素半衰期的影响较大，标记抗原或抗体的不断衰变使每次实验必须同时做标准曲线，不便于短期内发出报告。另外，由于放射性同位素不可避免的污染环境，使其逐渐被淘汰。

2. 酶联免疫吸附分析（ELISA）

（1）酶取代放射性核素作为示踪剂，催化底物起放大信息的作用，通过检测显色底物在酶催化下产生的吸光度值测定性激素水平。

（2）与放射免疫分析法比较，其优点在于可利用存储的标准曲线。

（3）缺点是起反应的底物有毒，酶不稳定，反应需要严格控制温度和 pH 值。此外，该方法灵敏度和重复性低于放射性免疫分析。

3.化学发光免疫分析（CLIA）

（1）该方法将发光物质或酶标记在抗原或抗体上，经过免疫反应后，加入氧化剂或酶底物发光，通过检测发光强度实现样品的定量。

（2）既具有免疫反应的特异性，又有发光反应的高灵敏度，同时具备线性范围宽、标记物有效期长、操作简便、易于实现全自动化、减少人为操作误差等优势。

（3）缺点是试剂成本较高，仪器费用昂贵。

4.电化学发光免疫分析（ECLIA）

（1）该方法是继放射免疫分析、酶免疫分析、化学发光免疫分析测定以后的新一代标记免疫测定技术。它将电化学发光和免疫测定相结合，在电极上施加一定的电压或电流时，电极上发生电化学反应，在电极反应产物间，或电极反应产物与溶液中某种组分之间发生化学反应而产生激发态，当激发态返回基态时产生化学发光现象。

（2）具有标记物稳定、灵敏度高、重现性好、光信号线性宽等优点，目前最为广泛应用。

5.液相色谱－质谱联用（LC-MS）

（1）LC-MS将高分离能力的色谱技术与高灵敏、高专属性的质谱技术联系起来，成为一种多用途、高灵敏的定性、定量分析方法。

（2）具有高灵敏度、高选择性、高效率、高可靠性等优点，常被作为激素测定的鉴定方法。如用ECLIA测定出高孕酮水平或高睾酮水平时，若与临床表现不符合，则可再用 LC-MS 重新测定，极有可能是正常范围。

（3）由于该方法对分析技术和仪器要求高，且仪器价格昂贵，操作复杂，所以目前尚未广泛应用于临床。

二、不同性激素测定系统的性能比较和结果可比性

虽然液相色谱 – 质谱联用是目前可靠性最好的方法，但由于其仪器昂贵、操作复杂等原因，尚未广泛应用。而放射性免疫和酶联免疫由于各自的局限性已经逐渐被淘汰，目前实验室多采用化学发光或电化学发光免疫分析测定性激素。

虽然不同化学发光分析系统的反应原理基本类似，但由于试剂成分的差异，尤其是抗体的来源不同等原因，性激素检测尚无统一的溯源，未实现检测标准化。如同一性激素项目在使用不同测定方法的实验室之间得出的检测结果不尽相同，有一定的偏差；即使是相同的测定方法，由于生产仪器的厂家不同，测定出的结果也存在偏差；同一个厂家生产的相同测定方法的仪器，由于仪器型号的不同，测定的结果存在偏差；同一个型号仪器进行操作的技术员不同（技术员进行定标和质量控制），测定的结果存在偏差；同一份血样在同一个型号仪器进行稀释后测定，存在测定的允许范围内的偏差；同一份血样在同一个型号仪器进行复测时，存在测定偏差。以上可能出现的情况提示临床医生应该了解性激素检测的基本性能及结果之间的差异；在应用性激素检测结果结合临床时，应综合分析；若是检测治疗结果，则应尽可能选择同一个平台的检测系统。

三、性激素测定的影响因素

（1）受试者准备：因恐惧、紧张、激动等状态均可导致病人 PRL 分泌量变化，使血中 PRL 水平相对升高。受试者应在平静、休息状态时采取坐位抽血。

（2）样本采集时间：性激素水平随女性月经周期呈规律性波动，故应根据诊疗需求确定不同的采样时间。

（3）样本的处理：样本采集后，尽快离心分离血清并检测。样本在采集、运送、保存时应注意做好标识并避免污染。

（4）每次检测的性激素结果会有变化：每个月经周期的基础雌激素水平受本周期卵泡数量、大小、颗粒细胞的数量和分泌性激素功能强弱的影响，负反馈对 FSH 和 LH 的抑制的不同，造成每个月经周期的基础性激素水平不同。

（5）服用恒定量的外源性性激素，每次的检测结果不同：如果测定的是外源性雌激素或孕酮在体内的水平，由于其受个体对雌激素或孕酮代谢不同的影响，所以即使同一个个体每天服用相同剂量的雌二醇或肌内注射相同剂量的黄体酮，而每天受外界及进食、代谢的影响，造成测定的水平有所波动。

（6）总睾酮的测定：目前全球没有统一的总睾酮检测方法与正常范围，通常以每个测定单位制定的正常范围为准，这样有可能导致同一份血样在这个平台上测定为不正常，而在另一个平台测定为正常范围，存在一定偏差。

第三章　性激素测定的临床误区

性激素测定是女性内分泌疾病诊治的重要依据，由于种种原因，临床上在性激素测定方面存在一些误区，可能会影响疾病的诊断，延误治疗时机。

1. 性激素检查必须等到月经来潮第 2～4 天测定，其余时间检查无意义吗

月经周期任何时间段都可以抽血测定性激素水平，但是每个时间点反映不同的生殖内分泌轴的状态。

如果是出于了解基础性激素水平的目的，应在月经第 2～4 天检测；如果目的是了解是否排卵，应该在黄体期检查（月经周期第 21 天或基础体温上升 7 天）查孕酮水平。

如果月经周期不规律，但能估计出何时来月经，则测定基础体温（BBT），等待月经来潮后第 2～4 天抽血查性激素。一方面可以通过 BBT 了解病人是无排卵还是稀发排卵，另一方面评估基础性激素状态。

月经稀发者无法估计何时来月经或闭经者，可以立即抽血查性激素六项，有性生活者加查 HCG。根据性激素结果，判断出目前病人的生殖内分泌轴的状态，以便进一步处理：如果性激素处于早卵泡期水平，给予黄体酮撤退试验；如果性激素处于围排卵期水平或黄体期水平，则不需要用药，告知测 BBT，观察数天；如果 HCG 阳性，则进行相应的下一步检查。切忌已

抽血查性激素但不等结果而直接用药。

正在使用性激素类药物期间，除非为了检验所服用药物的药效，否则不要抽血查性激素，因为此时生殖内分泌轴会被所使用药物的作用而影响。

2. 用孕激素后来月经或用避孕药后来月经的第 2 ～ 4 天可以检测性激素吗，结果有意义吗

用孕激素或用避孕药，一般停药 2 ～ 3 天后来月经，月经第 2 ～ 4 天是可以抽血查性激素的，其体现的是抽血此刻的性激素状态。因为只有药物代谢完了，子宫内膜才会脱落，即月经来潮。例如用避孕药数个周期后，来月经 2 ～ 4 天抽血查性激素，其结果体现的是经过避孕药来纠正不正常的性激素（高雄激素水平或高 LH 状态）之后，现在此时刻生殖内分泌轴的状态，如果性激素之间比例协调，可以下一步进行诱导排卵等。

如果停药后不来月经，先别抽血，至少等待停药 2 周后再抽血。

要注意的是，部分病人在用药期间出现突破性出血，停药第 2 天就抽血化验性激素，此时药物还没有代谢完，生殖内分泌轴处于被药物抑制状态，结果不可靠。

3. 一次基础 FSH 升高就能诊断卵巢储备能力下降吗

正常育龄期妇女 FSH 在早卵泡期维持在低水平（5 ～ 10IU/L）。单次基础 FSH 升高（> 10 ～ 12IU/L）意味着卵巢储备功能不良，但是不代表该妇女不能妊娠。

妇女 40 岁之前，出现月经紊乱，间隔 1 个月重复测定基础

FSH 均为 > 25IU/L（测定 2 次），考虑早发性卵巢功能不全。

当闭经 1 年以上，至少间隔 1 个月重复 2 次测定基础 FSH > 40IU/L，单用黄体酮撤退出血阴性，病人年龄小于 40 岁，则可考虑诊断为卵巢早衰。

垂体 FSH 瘤病人表现出 FSH 升高，E_2 明显升高，但没有 LH 升高，反而 LH 值低下。

4.LH 升高一定诊断为多囊卵巢综合征吗

多囊卵巢综合征（PCOS）病人的性激素检查具有异质性，即使是 LH 水平，也可以是正常范围；部分病人的 LH 水平可不同程度升高，但不伴 FSH 升高，表现为 LH/FSH > 1。由于性激素变化多端，诊断 PCOS 依据的是鹿特丹标准。

卵巢功能衰退病人，LH 升高，但是 FSH 升高明显高于 LH。

围排卵期，LH 上升明显，FSH 和 E_2 同时升高，LH 升高明显高于 FSH。

垂体 LH 瘤病人表现出 LH 明显升高，FSH 和 E_2、P 等很低。

5.FSH 与 LH 都升高可以诊断为卵巢储备能力下降或卵巢早衰吗

FSH、LH 同时升高常见于性腺原发性疾病，如原发性卵巢功能不全（45，XO）、单纯性腺功能减退（46，XX 和 46，XY）、早发性卵巢功能不全、卵巢早衰等，FSH 升高明显高于 LH。

排卵前雌激素高峰促进性正反馈诱发 LH 和 FSH 波峰，LH 升高明显高于 FSH。

6. 血清催乳素升高就能诊断为高催乳素血症吗

PRL 的分泌存在昼夜节律，入睡后逐渐升高，早晨睡醒前可达到 24 小时峰值，睡醒后迅速下降。

健康妇女，应激（如情绪紧张、寒冷、运动等）时、进食等 PRL 的分泌可升高。

部分药物可导致 PRL 升高，如多巴胺受体阻滞剂、阿片类及避孕药等。

垂体腺瘤是高催乳素血症最常见的原因之一，内分泌疾病如原发性甲状腺功能减退、多囊卵巢综合征都可引起 PRL 升高。

下丘脑或垂体柄病变、胸部疾患、肝肾功能不全以及妇产科手术均可引起 PRL 升高。

诊断时应排除生理性及药物性因素，并排除身体其他部分疾病引起的 PRL 应激性升高。

7. 雌激素水平过低是提示卵巢功能减退吗

临床上判断雌激素水平是否低下，最简单的方法是看妇女是否能自行月经或单用黄体酮后能否有撤退性出血。体内雌激素如果不能刺激子宫内膜变成增殖期（内膜病变者除外），则说明雌激素水平低下。

引起雌激素水平低下的原因很多，如各种原因的低促性腺激素性闭经（这类病人的卵巢功能可能很好，只是没有自然展现的机会），卵巢性闭经（由于卵巢功能衰竭所致），自然绝经后，其他引起卵泡发育障碍的疾病等。

部分妇女在自然来月经或单用黄体酮撤退出血后，第

2 ～ 4 天抽血查性激素，E_2 水平明显低于正常值，但是 FSH 和 LH 等在正常范围（如 FSH 7.2IU/L、LH 4.1IU/L、E_2 8pg/ml、P 0.24ng/ml、T 0.45ng/ml、PRL 15ng/ml），常常被误诊为"低雌血症"，给予 3 个周期的人工周期治疗，这属于过度诊断和过度治疗。因为她们能自然来月经或单用黄体酮撤退出血，说明体内雌激素水平不低，之所以 E_2 为 8pg/ml，是因为抽血时卵泡很小，颗粒细胞分泌的雌激素也少；而 FSH 值正常，说明卵巢功能很好，卵泡随后会生长。

8. 基础雌激素水平偏高是提示卵巢功能减退吗

部分妇女在月经第 2 ～ 4 天抽血查性激素，E_2 水平高于正常值，可能有以下 3 种情况：卵泡提早发育，超声可见有一个卵泡直径接近 10mm，其余的卵泡直径都很小；残留卵泡囊肿，超声可见有一个直径 15mm 以上的无回声；超声见基础窦卵泡数很多，大小均匀。前两者提示卵巢功能减退，后者提示卵巢功能好，生殖力旺盛。

9. 雄激素升高就可以诊断为 PCOS 吗

雄激素增高可见于多种情况，如产生雄激素的肿瘤，先天肾上腺皮质增生症，雄激素不敏感综合征，PCOS，服用睾酮或具有雄激素活性的内分泌药物等。

10. 为什么有些 PCOS 病人有典型的临床高雄表现，而血中雄激素水平不升高

血中 40% ～ 60% 的睾酮与 SHBG 结合，剩下的大多数与白蛋白结合，只有大约 2% 睾酮是游离存在，具有生物学活性，

可以立即被组织利用。

广泛测定的是总睾酮量，但不能区分是结合睾酮还是游离睾酮，而且不同的测定方法和实验室的范围差异很大，放射免疫检测或化学发光免疫检测的准确性、敏感性和特异性不足，无法用于准确评估妇女和女性青少年（包括 PCOS 病人）的总睾酮水平。

游离睾酮测定，为准确检测生化高雄激素血症的指标，但是游离睾酮量的测定比较困难，通常通过计算游离雄激素指数来进行高雄激素血症的生化评估。

由于各个实验室未建立标准化检测，高质量的分析方法如 LC-MS，目前被认为是最准确的评估多囊卵巢综合征的总睾酮或游离睾酮。但是各个实验室未定义标准的正常值范围。

由于睾酮水平的变化差异较大，且缺乏统一的检测标准，所以较难定义 PCOS 的诊断标准，推荐采用当地常用的检测方法。

测定血清总睾酮水平，20% ～ 30% 的 PCOS 病人存在生化性高雄激素血症；如果测定游离睾酮水平，50% ～ 60% 的 PCOS 病人存在生化性高雄激素血症。

PCOS 的高雄激素状态可以体现在多毛、脱发和痤疮等临床雄激素过多症和 / 或生化雄激素过多。高雄激素的临床表现评估相比生化评估而言，成本较低，并且临床表现的标准化评估可能更具有价值。雄激素过多症临床表现难以量化，可能因种族不同而不同，如东亚 PCOS 女性多毛发生率较低，另外无法评估组织的敏感性。当高雄激素血症的临床表现评估不明确时，推荐进行生化评估。因此，PCOS 病人虽然可能有高雄激素相关临床表现，但在血清检测中雄激素不一定会升高。

　　如果总睾酮或游离睾酮水平未出现升高，那么可考虑评估雄烯二酮、脱氢表雄酮（DHEA）水平，但是它们在诊断 PCOS 时提供的信息是有限的。

第四章　性激素检测化验单解读

性激素六项（有时加上 HCG）常常同时检测，因为它们之间有相互促进或制约的关系，故不可窥见一斑。分析性激素化验单时，一定要注意抽血时的状态是月经第 2～4 天或月经失调时，还是无法计算月经周期第几天。

一、月经周期第 2～4 天性激素检测化验单解读

化验单 1

FSH (IU/L)	LH (IU/L)	E_2 (pg/ml)	P (ng/ml)	PRL (ng/ml)	T (ng/ml)（正常值 ≤ 0.75ng/ml）
6.51	4.63	32.12	0.32	11.16	0.24

解读：上述结果提示本周期的基础性激素化验单均在正常范围。

化验单 2

FSH (IU/L)	LH (IU/L)	E_2 (pg/ml)	P (ng/ml)	PRL (ng/ml)	T (ng/ml)（正常值 ≤ 0.75ng/ml）
16.57	4.67	56.45	0.48	17.23	0.33

解读：FSH ≥ 10IU/L，余正常，提示卵巢功能已经衰退。

化验单 3

FSH (IU/L)	LH (IU/L)	E$_2$ (pg/ml)	P (ng/ml)	PRL (ng/ml)	T (ng/ml)（正常值 ≤ 0.75ng/ml）
8.42	5.72	12.54	0.31	13.57	0.16

解读：E$_2$ 水平低于正常范围，余正常。临床上经常误诊为低雌激素血症。但需要注意的是，病人为月经期第 2 ～ 4 天抽血检测，无论是自然月经来潮，还是单用黄体酮撤退出血，均不能诊断为低雌激素血症，该性激素化验单指标均属正常范围。

化验单 4

FSH (IU/L)	LH (IU/L)	E$_2$ (pg/ml)	P (ng/ml)	PRL (ng/ml)	T (ng/ml)（正常值 ≤ 0.75ng/ml）
4.41	13.79	65.54	0.43	36.54	0.76

解读：LH ＞ FSH，E$_2$ 略升高，轻度的 PRL 升高，轻度的总睾酮升高，为典型的 PCOS 病人的性激素化验单。

化验单 5

FSH (IU/L)	LH (IU/L)	E$_2$ (pg/ml)	P (ng/ml)	PRL (ng/ml)	T (ng/ml)（正常值 ≤ 0.75ng/ml）
4.32	3.28	90.42	0.18	25.64	0.62

解读：E$_2$ 升高，FSH、LH 偏低，余正常。用超声帮助判断，可能有残留卵泡囊肿，也可能有几个较大的卵泡，两者均为卵巢功能不好。注意不能单看基础 FSH 不高，就认为是卵巢功能好。

化验单 6

FSH （IU/L）	LH （IU/L）	E$_2$ （pg/ml）	P （ng/ml）	PRL （ng/ml）	T（ng/ml）（正常值 ≤ 0.75ng/ml）
6.57	4.62	72.38	0.41	18.45	0.48

解读：E$_2$ 偏高，余正常。用超声帮助诊断，可能有卵巢多囊样改变（PCOM），或有一个较大卵泡（卵泡提早发育）。如果没有超声帮助，依据病人年龄来初步判断，如果病人 < 30 岁，则为正常（因为育龄女性，70% ~ 80% 为 PCOM 表现），如果病人 > 35 岁，则与年龄相符，为卵泡提早发育，卵巢功能已开始衰退。

化验单 7

FSH （IU/L）	LH （IU/L）	E$_2$ （pg/ml）	P （ng/ml）	PRL （ng/ml）	T（ng/ml）（正常值 ≤ 0.75ng/ml）
28.43	5.72	113.54	0.48	25.67	0.59

解读：E$_2$ 水平升高，FSH 水平升高，而 LH 不高，余正常，提示残留卵泡囊肿。

化验单 8

FSH （IU/L）	LH （IU/L）	E$_2$ （pg/ml）	P （ng/ml）	PRL （ng/ml）	T（ng/ml）（正常值 ≤ 0.75ng/ml）
28.43	55.72	113.54	0.48	25.67	0.59

解读：在化验单 7 结果的基础上只改动 LH 值，LH 和 FSH 都升高，LH > FSH，E$_2$ 水平升高，提示病人不是在真正的月经第 2 天检测的，而是把围排卵期出血当成月经第 2 天了。

化验单9

病人平素月经规律。

FSH (IU/L)	LH (IU/L)	E$_2$ (pg/ml)	P (ng/ml)	PRL (ng/ml)	T (ng/ml) (正常值 ≤ 0.75ng/ml)
7.77	5.32	67.62	2.41	14.57	0.43

解读：孕酮轻度升高，时常被误认为是高孕酮血症，雌激素轻度升高，余正常。真正的高孕酮血症（肾上腺皮质功能亢进）病人的月经是不规律的，因此这种情况多考虑黄体没有溶解完全，建议病人在月经量鲜血增多时的第 2 天进行抽血检测。

化验单10

病人平素月经规律。

FSH (IU/L)	LH (IU/L)	E$_2$ (pg/ml)	P (ng/ml)	PRL (ng/ml)	T (ng/ml) (正常值 ≤ 0.75ng/ml)
3.13	0.32	142.63	7.89	46.76	0.36

解读：雌激素、孕酮均升高，FSH 和 LH 值偏低，PRL 升高。注意此时补查血 HCG，若 HCG 升高（如 79mIU/ml），则提示妊娠的先兆流产，不是来月经。

二、停经或无法计算月经周期性激素检测化验单解读

若停经或无法计算在月经周期的哪个时间段进行性激素检测，则可以马上抽血，查性激素六项，有性生活史者可加查HCG。

化验单 1

病人，女，32 岁，停经 5 个月。

HCG (mIU/ml)	FSH (IU/L)	LH (IU/L)	E_2 (pg/ml)	P (ng/ml)	PRL (ng/ml)	T (ng/ml)
0.01	2.58	1.21	18.41	0.34	86.21	0.19

解读：HCG 阴性，排除妊娠；孕酮低，说明未排卵；E_2、FSH、LH 均低，但 PRL 升高，睾酮值正常，说明升高的 PRL 抑制了下丘脑和垂体；Gn 低，导致卵泡不发育；E_2 低，故而停经，符合高催乳素血症抑制了生殖内分泌轴的表现。

化验单 2

病人，女，26 岁，闭经 2 年。

HCG (mIU/ml)	FSH (IU/L)	LH (IU/L)	E_2 (pg/ml)	P (ng/ml)	PRL (ng/ml)	T (ng/ml)
0.01	3.25	0.12	10.31	0.11	6.71	0.13

解读：所有的值均偏低，虽然考虑中枢性闭经，但需要通过黄体酮撤退试验来检验子宫内膜有无受到雌激素作用。如果黄体酮撤退试验阴性，则认为低水平的雌激素没有刺激子宫内膜发生增殖性改变，还需要进一步试验，给予人工周期用药。除外子宫性闭经，如果黄体酮撤退试验阴性，人工周期试验阳性，则证实是下丘脑－垂体性闭经。如何分析是下丘脑性闭经，还是垂体性闭经，需要进行 GnRH 激发试验。

化验单 3

病人，女，28 岁，闭经 8 个月。

HCG (mIU/ml)	FSH (IU/L)	LH (IU/L)	E_2 (pg/ml)	P (ng/ml)	PRL (ng/ml)	T (ng/ml)
（-）	55.12	37.57	13.42	0.14	18.71	0.16

解读：FSH 值高，E_2 水平低，提示卵巢功能严重衰退。如果 4 周后复查示：FSH 45.62IU/L，LH 32.41IU/L，E_2 21pg/ml，则可诊断为早发性卵巢功能不全（POI）。

化验单 4

病人，女，32 岁，闭经 1 年余。

HCG (mIU/ml)	FSH (IU/L)	LH (IU/L)	E_2 (pg/ml)	P (ng/ml)	PRL (ng/ml)	T (ng/ml)
（-）	68	54	18.1	0.02	15.61	0.04

解读：FSH 值高，E_2 水平低，如果单用黄体酮撤退性出血阴性，结合病人 32 岁、已闭经 1 年余的情况，则可诊断为卵巢早衰。

临床应用篇

第五章　性激素测定在评估卵巢储备功能中的应用

卵巢储备指卵泡的生长发育潜能，表现为卵巢中卵泡数量及卵子的质量。卵巢储备功能的评估对预测生育潜能具有重要的临床意义。临床上常采用年龄、基础促卵泡生长素、雌二醇、抗苗勒管激素（AMH）及超声测窦卵泡数（AFC）等指标综合预测卵巢的储备功能。

1. 基础 FSH 值

（1）基础 FSH 对卵巢储备功能有较好的预测价值，基础 FSH 升高是女性生殖衰老的指标之一。

（2）每一个周期的基础测值均在变化，与本周期的卵泡有关。

（3）若捕捉到一次基础 FSH > 10 ～ 12IU/L，则意味着卵巢储备功能下降。

2. 基础 E_2 值

（1）基础 E_2 分泌偏高，同时超声提示有一窦卵泡直径偏大，提示为卵泡过早发育，卵巢储备功能下降。

（2）基础 E_2 分泌偏高，同时超声提示有一直径超过 15mm 的无回声，提示为残留卵泡囊肿，卵巢储备功能下降。

（3）基础 E_2 分泌偏高，同时超声提示 PCOM，提示卵巢储备功能良好。

（4）同一份血样用不同的检测方法、仪器型号重复检测，有一定的偏差。

注意： AMH 检测不受月经周期的限制，可在月经周期的任何阶段进行。目前 AMH 的卵巢储备功能预测阈值无国际化标准，一般认为< 0.5 ～ 1.1ug/L 为卵巢储备下降。

第六章 性激素测定在闭经中的应用

一、概述

1. 闭经的定义

（1）原发性闭经：年龄超过 14 岁，第二性征未发育；或年龄超过 16 岁，第二性征已发育，未初潮。

（2）继发性闭经：正常月经建立后，出现月经停止 6 个月；月经稀发病人按自身原有月经周期停止 3 个周期以上。

2. 闭经的分类

（1）按世界卫生组织（WHO）分类：可分为 I 型：无内源性雌激素产生，FSH 水平正常或低下，PRL 正常，无下丘脑 – 垂体器质性病变的证据；II 型：有内源性雌激素产生、FSH 及 PRL 水平正常；III 型：FSH 升高，雌激素水平低下，提示卵巢功能衰退或衰竭。

（2）按生殖轴病变和功能失调的部位分类：可分为下丘脑性闭经、垂体性闭经、卵巢性闭经、子宫性闭经以及下生殖道发育异常性闭经。

3. 闭经的病因

分类	原发性闭经	继发性闭经	性激素特点
下丘脑性闭经	**功能性** 应激性闭经 运动性闭经 神经性厌食 营养相关性闭经 **基因缺陷或器质性** 单一 GnRH 缺乏症、受体缺陷 下丘脑浸润性疾病 下丘脑肿瘤 头部创伤 **药物性**	**功能性** 应激性闭经 运动性闭经 营养相关性闭经 神经性厌食 假孕 **器质性** 下丘脑浸润性疾病 下丘脑肿瘤 头部创伤 **药物性**	FSH、LH、E_2、P 低，T 正常，PRL 在一些情况下升高
垂体性闭经	**垂体肿瘤** **手术或放疗后** **空蝶鞍综合征** **先天性垂体病变** 垂体单一 Gn 缺乏症 垂体生长激素缺乏症	**垂体肿瘤** **空蝶鞍综合征** **席汉综合征** **手术或放疗后**	FSH、LH、E_2、P 低，T 正常，PRL 在一些情况下升高 垂体 FSH 瘤：FSH 高，E_2 高，LH 低； 垂体 LH 瘤：LH 高，FSH、E_2 低
卵巢性闭经	**先天性性腺发育不全** **染色体异常** 特纳综合征及其嵌合型 **染色体正常** 46, XX 单纯性腺发育不全 46, XY 单纯性腺发育不全 **酶缺陷** 17α- 羟化酶缺乏 17, 20- 碳链裂解酶缺乏 芳香化酶缺乏 **卵巢抵抗综合征**	**卵巢早衰** 特发性 免疫性 损伤性 **早发性卵巢功能不全** **卵巢抵抗综合征**	FSH、LH 高，E_2、P 低，PRL、T 正常 17α- 羟化酶缺乏时 P 升高；芳香化酶缺乏时 T 升高

分类	原发性闭经	继发性闭经	性激素特点
子宫性闭经及下生殖道发育异常性闭经	**子宫性** 　MRKH综合征 　雄激素不敏感综合征 　结核菌感染	**宫腔宫颈粘连** 　感染性：多见于结核性感染 　创伤性：多次人工流产及刮宫等宫腔操作史	FSH、LH、E$_2$、P符合月经周期某个时期
	下生殖道发育异常性 　宫颈闭锁 　阴道闭锁 　处女膜闭锁 　阴道横隔		

4.闭经的诊断流程

病史采集→体格检查→辅助检查→确诊

闭经的辅助检查：必查性激素及甲状腺功能，经常做妇科超声，根据病史、查体、性激素、甲状腺功能、超声等检查结果，有的放矢地选择垂体MRI、药物试验（黄体酮撤退试验、人工周期试验、GnRH激发试验）以及染色体核型分析等。

二、性激素测定的临床意义

1.子宫性闭经及下生殖道发育异常性闭经

继发性

（1）病因：反复人工流产或刮宫，宫腔感染或放射治疗后。如子宫内膜结核可使宫腔粘连变形、缩小，最后以瘢痕组织引起闭经，或宫腔粘连引起闭经。

（2）性激素特点：LH、FSH、PRL、E_2、T 符合月经周期某个时期。

（3）其他特点：基础体温呈双相；孕激素试验阴性，人工周期试验阴性。

原发性

（1）病因：先天发育异常，包括先天性无子宫无阴道、阴道闭锁、宫颈闭锁、阴道横隔、处女膜闭锁等。

（2）临床表现：先天性无子宫无阴道；原发性闭经，第二性征发育正常；阴道闭锁、宫颈闭锁、阴道横隔、无孔处女膜病人均较早出现周期性下腹痛。

（3）性激素特点：LH、FSH、PRL、E_2、T 符合月经周期某个时期。

2. 卵巢性闭经

原发性（先天性性腺发育不全）

（1）病因：染色体异常，如 Turner 综合征及其嵌合型；染色休正常如 46，XX 单纯性腺发育不全及 46，XY 单纯性腺发育不全。

（2）性激素特点：FSH 明显升高 > 40IU/L，LH 升高，$E_2 < 20pg/ml$。

酶缺陷

17α- 羟化酶缺乏（17α-OHD）

（1）病因：CYP17A1 基因突变。

（2）临床表现：46，XX 单纯性腺发育不全病人特点为第二性征缺如、原发性闭经、子宫及卵巢无发育。部分病人可有高血压、低血钾。

（3）性激素特点：FSH、LH、P 水平显著升高，E_2、T、17- 羟孕酮水平显著降低。

17，20- 碳链裂解酶缺乏

（1）病因：CYP17A1 基因突变。

（2）临床表现：常与 17- 羟化酶缺乏同时存在，表现和性激素特点同 17α-OHD。少数有基因突变导致孤立的 17，20- 碳链裂解酶缺陷症，无盐皮质激素过量的表现。

（3）性激素特点：FSH、LH、P 水平显著升高，E_2、T、17- 羟孕酮水平显著降低。

芳香化酶缺乏

（1）病因：CYP19 基因突变。

（2）临床表现：原发性闭经，无乳房发育及高雄激素体征。缺乏青春期的生长突增现象，骨龄延迟。盆腔超声可见双侧卵巢囊肿。

（3）性激素特点：E_2 水平低下，FSH、LH、T 水平显著升高。

继发性（卵巢早衰）

（1）病因：与遗传因素、病毒感染、自身免疫性疾病、医源性损伤或特发性原因有关。

（2）临床表现：40 岁前停经，可伴有潮热、出汗等绝经相关症状，生殖道萎缩。

（3）性激素特点：FSH、LH 升高，E_2 水平低。

早发性卵巢功能不全

早发性卵巢功能不全是指女性在 40 岁之前卵巢活动衰退，以月经紊乱伴有高促性腺激素和低雌激素为特征。停经或月经稀发 4 个月，间隔大于 4 周连续两次 FSH > 25U/L。

（1）病因：与遗传因素、病毒感染、自身免疫性疾病、医源性损伤或特发性原因有关。

（2）临床表现：可以发生于任何年龄，表现为生育力下降，雌激素缺乏症状。

（3）性激素特点：E_2、P 水平低下，FSH、LH 水平升高，PRL、T 正常。

卵巢抵抗综合征

（1）病因：可能与 FSH 受体（FSHR）基因突变有关，或存在抗促性腺激素的自身抗体。卵巢内虽有卵泡，但对促性腺激素不敏感。

（2）临床表现：多表现为原发性或继发性闭经，可伴有生殖器及第二性征发育不良，也可表现为曾有过正常生育史，无诱因出现闭经，或月经初潮后 1～2 次即出现闭经。

（3）性激素特点：E_2、P 水平低下，FSH、LH 水平升高，PRL、T 正常，AMH 水平多为正常。

3. 垂体性闭经

席汉综合征

（1）病因：分娩期、产后大出血特别是较长时间低血容量性休克，垂体缺血性坏死，垂体前叶多种激素分泌减退或缺乏。

（2）临床表现：促性腺激素分泌不足表现为闭经、乳房与生殖器萎缩、无性欲、记忆力减退等；促肾上腺皮质激素分泌不足表现为虚弱无力、抵抗力低、易感染、食欲差、血压低、面色苍白、浮肿、消瘦、毛发脱落、无性欲等；促甲状腺激素分泌不足表现为畏寒、面色苍白、毛发脱落、表情淡漠迟钝、心率慢等。

（3）诊断：有产后出血史及典型的症状与体征，结合以下化验异常。

（4）性激素特点：LH、FSH、E_2 水平均低下。

（5）甲状腺激素特点：促甲状腺激素（TSH）、三碘甲状腺原氨酸（T_3）、四碘甲状腺原氨酸（T_4）水平可能低下。

（6）肾上腺激素特点：皮质醇等可能低下。

垂体肿瘤

（1）病因：分泌 PRL 的腺瘤（闭经、泌乳与高催乳素血症）最常见，如生长激素腺瘤（巨人症、肢端肥大症），促肾上腺皮质激素腺瘤（库欣综合征），促甲状腺素腺瘤（具有促甲状腺与催乳素的功能，表现为甲状腺功能亢进与泌乳），垂体 FSH 瘤（多囊卵巢综合征）等。

（2）性激素特点：垂体不同的肿瘤导致不同的性激素表现。

先天性垂体 Gn 缺乏症

（1）病因：可能是 LH 或 FSH 分子的 α、β 亚单位或其受体异常所致的促性腺激素分泌功能低下。

（2）临床表现：染色体为 46，XX；原发闭经，卵巢内有始基卵泡和初级卵泡，性腺、性器官与性征不发育，身长正常或高于正常，指距大于身高；未发现其他引起垂体性闭经的原因。

（3）性激素特点：LH、FSH 及 E_2 水平低下。

4. 下丘脑性闭经

功能性下丘脑性闭经

（1）病因：应激性闭经、运动性闭经、神经性厌食、营养相关性闭经。

（2）特点：下丘脑合成和分泌 GnRH 下降，导致垂体 FSH

和 LH 分泌降低。

基因缺陷或器质性闭经

（1）病因：卡尔曼综合征、下丘脑肿瘤、炎症、创伤、化疗。

（2）特点：下丘脑合成和分泌 GnRH 下降，导致垂体 FSH 和 LH 降低。

药物性闭经

（1）病因：长期使用一些抑制中枢或下丘脑的药物，可抑制 GnRH 的分泌而导致闭经。如抗精神病药物、抗抑郁药物、口服避孕药、甲氧氯普胺、鸦片等；

（2）性激素特点：下丘脑合成和分泌 GnRH 下降，致垂体 FSH 和 LH 降低，有时 PRL 升高。一般停药后可恢复月经。

第七章　性激素测定在生殖医学领域的应用

在生殖医学领域，性激素测定主要用于评估卵巢功能，决定药物刺激卵巢方案和药物调整并监测其效果，预测可能的获卵数，评估黄体支持的疗效。

一、对卵巢储备功能的评价

1. 基础 FSH、E$_2$

当卵巢功能减退时，垂体分泌 FSH 增加。基础 FSH 值是判断卵巢储备功能和预测卵巢对药物反应的主要指标。在月经周期第 2 天测定 FSH，如果浓度高于 12IU/L，则提示动员这批卵泡生长困难，本周期不强行进入刺激卵巢治疗。

部分卵巢功能减退病人，卵泡期缩短，过早的卵泡发育，导致基础 E$_2$ 水平升高，需结合超声了解窦卵泡数（AFC）和大小。如果卵泡大小明显不均匀，则本周期不强行进入刺激卵巢治疗。

2. 抗苗勒管激素（AMH）

研究认为，AMH 水平是评价体外受精－胚胎移植（IVF-ET）中预测卵巢过度刺激综合征（OHSS）风险的最好的指标。

AMH 和 AFC 是评价卵巢功能及控制性卵巢刺激（COS）效果的最好指标。AMH 过高，COS 过程中卵巢高反应发生率增加。

二、对 COS 过程的监测及用药的调整

1. 评估 GnRH-a 的抑制作用

给予 GnRH-a 使垂体脱敏，卵巢处于相对静止状态。在应用早期可导致垂体大量释放 LH 和 FSH，血中 FSH 浓度可增加 5 倍，LH 可增加 10 倍。之后由于形成大量的 GnRH-a/ 受体复合物，导致受体数量减少，使垂体合成和释放 FSH 和 LH 功能降低。

在 GnRH-a 长方案中，于前一周期的黄体中期应用 GnRH-a，应用 14 天左右，此时垂体处于脱敏状态。检测血中 FSH、LH、E_2 的水平，可评估垂体和卵巢的抑制状态，即血 LH < 5IU/L，E_2 < 50pg/ml；超声测 AFC 大小均匀，符合降调节满意的标准。

2. 监测卵泡的发育情况

根据超声监测卵泡生长情况。通过检测血 E_2 水平、LH 水平、孕酮水平来微调促性腺激素药物剂量和类型；监测 LH 峰是否过早出现，如果提前出现 LH 峰，可给予拮抗剂 GnRH-A 抑制 LH 峰。

3. 预防卵巢过度刺激综合征（OHSS）

在 COS 过程中，对卵巢反应的监测主要依靠超声和测定血

中 E_2 的浓度。过高的 E_2 浓度提示 OHSS 风险增高，及时调整 Gn 用药，避免发生 OHSS。$E_2 < 1000pg/ml$ 时，无 OHSS 风险；$E_2 > 4000pg/ml$，OHSS 风险明显增加。

4. 与超声协同诊断卵泡黄素化未破裂综合征（LUFS）

LUFS 是指有优势卵泡发育，但 LH 峰后 48 小时卵泡不破裂，颗粒细胞已发生黄素化的一种临床症候群。表现为超声特征图像及血 P 值升高。

三、预测卵子质量、胚胎质量和妊娠结局（相关性不强）

1. 预测卵子质量、胚胎质量

AMH 与获卵数目相关性明确，但是与卵子质量、胚胎质量的相关性还在争论中。如 AMH 水平较基础 FSH 更能预测获卵数目及卵子质量；AMH 水平能够预测胚胎形态学和囊胚形成率；卵泡液中的 AMH 可预测 IVF-ET 后胚胎发育和种植潜能。

2.HCG 对妊娠结局的预测作用

检测怀孕日 HCG 的水平与妊娠结局成正相关，HCG 值愈高，良好妊娠结局可能性愈高。

四、评估黄体支持治疗效果

自然周期中血 P 浓度在排卵前为 $< 1.5ng/ml$，排卵后 $> 3ng/ml$，早孕期以超过 25ng/ml 为宜。在 IVF–ET 过程中，由于垂体被抑制，LH 不足，常规需要进行黄体支持，测定血中孕酮水平可指导及时补充药物及停用药物。

第八章　高催乳素血症的性激素变化特点

正常血清催乳素水平小于 30ng/ml。影响催乳素水平的因素较多，如生理状态下的一过性升高，病理状态下升高和药物导致催乳素高于正常。临床上高催乳素血症最常见的病因是垂体催乳素瘤，其诊断首先要通过性激素测定，确认是否存在高催乳素血症，然后对众多的病因进行鉴别。

一、高催乳素血症激素水平变化特点

1. PRL 水平

测定血 PRL 水平时，要注意避开对 PRL 的影响因素；PRL 水平显著高于正常者（> 100ng/ml）一次检查即可确定；当 PRL 测定结果在正常上限 3 倍以下时，需要复测，排除影响因素，以确定是否为真正的高催乳素血症。

血清催乳素受其脉冲式及昼夜醒睡的影响，其分泌具有节律性，上午 10 ～ 11 时达低谷；精神紧张、寒冷、剧烈运动、性生活、手术、低血糖等应激状态可导致 PRL 水平升高数倍，但持续不超过 1 小时；雌激素是 PRL 的刺激因子。因而要嘱咐病人在月经第 2 ～ 4 天上午空腹静坐 1 小时，10 ～ 11 时抽血检查。规范的标本采集对判断是否为高催乳素血症至关重要，尤其是 PRL 水平轻度升高时，需要重复测定才能确诊。

2. LH、FSH 水平

正常或偏低。真正的高催乳素血症会抑制 FSH、LH 水平。

3. E_2、P、T 水平

E_2、P 水平低，T 无明显变化。

需要注意的是，大分子的高催乳素血症对 FSH、LH、E_2、P、T 无影响。

二、高催乳素血症的性激素表现

（1）病人年轻女性，月经规律，BBT 双相，月经第 2 天性激素检测结果如下。

E_2 （pg/ml）	P （ng/ml）	FSH （IU/L）	LH （IU/L））	PRL （ng/ml）	T （ng/ml，正常 < 0.75ng/ml）	HCG
43.3	0.6	8.5	5.2	88.35	0.24	（-）

解读：仅有 PRL 升高，余均在正常范围，首先考虑是否为影响因素（如紧张、饭后等）所致，嘱病人次日早上空腹静坐 1 小时后，上午 10 ～ 11 时复查性激素，检测结果如下。

E_2 （pg/ml）	P （ng/ml）	FSH （IU/L）	LH （IU/L）	PRL （ng/ml）	T （ng/ml，正常 < 0.75ng/ml）
47.2	/	8.1	4.7	18.22	0.31

解读：复测结果完全正常。证明病人是受影响因素的刺激导致的 PRL 一过性升高，无临床意义。

假如病人再次进行性激素检测，结果如下。

E$_2$ （pg/ml）	P （ng/ml）	FSH （IU/L）	LH （IU/L）	PRL （ng/ml）	T （ng/ml，正常 < 0.75ng/ml）
47.2	/	8.1	4.7	90.4	0.31

解读：若去除可能的影响因素后，PRL 仍升高，但其余均正常，由于病人无任何临床表现，则推测为大分子高 PRL 血症；确诊需要用凝胶过滤层析，对 PRL 多聚体进行定量测定，但临床中很少对大分子量型进行筛查，注意有时大分子 PRL 多聚体是由单体 PRL 与免疫球蛋白结合构成的，此时用层析法测定出的单体 PRL 的比例高是无法解释临床现象的。

（2）病人，女，30岁，以往月经规律，近两年患精神分裂症，一直服用利培酮治疗，出现月经紊乱之后，现已闭经 7 个月，MRI 垂体（-），性激素检测结果如下。

E$_2$ （pg/ml）	P （ng/ml）	FSH （IU/L）	LH （IU/L）	PRL （ng/ml）	T （ng/ml，正常 < 0.75ng/ml）	HCG
12.3	0.01	1.2	0.2	96	0.3	-

解读：考虑药物引起高 PRL 血症。

（3）病人，女，26岁，月经不调或闭经，性激素检测结果如下。

E$_2$ （pg/ml）	P （ng/ml）	FSH （IU/L）	LH （IU/L）	PRL （ng/ml）	T （ng/ml，正常 < 0.75ng/ml）	HCG
18.41	0.13	2.58	1.21	126.21	0.41	-

解读：PRL 明显升高，查垂体 MRI 提示垂体微腺瘤。建议予溴隐亭治疗。

第九章　更年期女性的性激素变化特点

更年期是传统名称，指绝经及其前后的一段时间，是从生殖期过渡到老年期的一个特殊生理阶段，包括围绝经期前后。在这个过程中女性激素会发生明显的变化。

一、绝经、绝经过渡期、围绝经期、绝经后期的概念

1. 绝经

绝经是一个回顾性诊断，当妇女一生中的最后 1 次月经已过去 1 年便可以诊断绝经，而绝经的年龄是最后 1 次月经的时间，意味着卵巢功能的衰竭。绝经年龄平均为 50 岁。

2. 绝经过渡期

绝经过渡期是指 40 岁以后的妇女，从规律的月经周期开始变得不规律，伴有或不伴有潮热症状，直至最后 1 次月经的时期。

3. 围绝经期

围绝经期的起点同绝经过渡期，终点为最后 1 次月经后 1 年，之后进入绝经后期。多数女性的围绝经期始于 40 岁以后，

平均年龄为 45 岁，持续 1～10 年，平均 4～5 年。

4. 绝经后期

绝经后期是指从绝经一直到生命终止的这段时期。

二、绝经过渡期和绝经后临床常用性激素检测的意义

在应该绝经的年龄段停经 1 年以上，就可以诊断绝经，不需要常规查性激素。如果围绝经期病人仍有生育的要求，可以在月经 2～4 天进行性激素检测。检测的目的是评价病人卵巢储备功能，给病人一些临床建议，充分告知其生育的概率。当 40 岁以上女性出现月经紊乱或者出现停经时，进行性激素检测，可帮助诊断。

1. 雌激素

由于卵泡数目的减少直至耗竭，卵巢功能逐渐衰退，雌激素水平从不稳定的波动状态渐渐下降，在绝经后的数年内达到稳定的低水平。

女性体内的雌激素在绝经前以雌二醇（E_2）为主，绝经后变成以雌酮（E_1）为主。绝经后血 $E_2 < 10～20pg/ml$。

最佳检测时间：仍有月经来潮的女性，在月经 2～4 天检测，了解基础状况。基础 E_2 正常值为（40 ± 20）pg/ml。如果 $E_2 > 80pg/ml$，可能卵泡提早发育，考虑卵巢储备功能低下；如果已停经，为了诊断，可以随时抽血，再加以判断。

2. 孕激素

绝经过渡期的妇女经常有卵泡生长，但无排卵，孕酮水平低下，月经紊乱。绝经后无孕酮分泌。

最佳检测时间：仍有月经来潮的围绝经期女性，经前 1 周检测；或行 BBT 测定（最为经济）。临床中经常有月经少者，如果 BBT 双相，提示有排卵，也无生育要求，无需处理。

3. 雄激素

绝经后雄激素来源于卵巢间质细胞及肾上腺，总体雄激素水平下降。

绝经后雄激素 / 雌激素比值升高，其与雌激素明显减少相关。绝经后女性可呈现轻度多毛症，与上述性激素比值变化相关。

检测时间：可选择任何时间检测总睾酮，而 ASD、DHEA-S 并不作为常规检验项目。如果病人月经不规律或者绝经后出血，同时合并有卵巢肿瘤，要考虑叮能有分泌激素功能卵巢肿瘤的可能性。

4. 促性腺激素

从绝经过渡期开始 FSH 可能上升或正常，受到 E_2 负反馈的影响，在绝经 1～3 年后上升并达高峰。

月经早期血清 FSH > 10～12IU/L，提示卵巢储备功能下降。

绝经过渡期 FSH 水平升高，呈波动型，LH 仍可在正常范围。

绝经后垂体释放 FSH 和 LH 增加，FSH 升高较 LH 更显著。

最佳检测时间：仍有月经来潮的女性，在月经周期的第 2～4 天检测，如已停经，则可在任何时间检测。

5. 催乳素

绝经后由于雌激素水平下降，下丘脑分泌催乳素抑制因子（PIF）增加，使催乳素浓度降低。

三、围绝经期性激素变化

1. 月经第 2～4 天检测

E_2 （pg/ml）	P （ng/ml）	FSH （IU/L）	LH （IU/L）	PRL （ng/ml）	T （ng/ml，正常 < 0.75ng/ml）	结果解读
32.67	0.43	26.94	4.68	16.81	0.32	卵巢功能衰退
22.14	0.36	9.41	6.48	23.62	0.56	本周期性激素正常
110.61	0.11	6.48	3.26	15.47	0.12	残留卵泡囊肿
80.64	0.57	18.64	7.48	18.41	0.47	卵泡提早发育，卵巢功能衰退

2. 停经数月者随时检测

E$_2$ (pg/ml)	P (ng/ml)	FSH (IU/L)	LH (IU/L)	PRL (ng/ml)	T (ng/ml, 正常 < 0.75ng/ml)	HCG	结果解读
15.61	0.11	48.47	32.61	11.54	0.11	(−)	卵巢功能严重衰退
48.11	0.32	15.67	3.48	18.69	0.32	(−)	尚有生理剂量的雌激素水平，用黄体酮撤退可以有撤退性出血
140	0.36	68.47	88.64	25.64	0.48	(−)	目前是周围排卵期
86.4	8.42	7.64	8.48	21.11	0.36	(−)	黄体期，观察
90.40	10.12	3.10	0.48	46.56	0.41	116.54	妊娠，但妊娠黄体功能不足

第十章 多囊卵巢综合征的性激素变化特点

多囊卵巢综合征（PCOS）是青春期及育龄期女性最常见的一种妇科内分泌疾病。临床表现具有显著异质性，主要表现为闭经或月经稀发、雄激素过多症和卵巢多囊样改变，常伴有不孕、肥胖、胰岛素抵抗和血脂异常等代谢综合征。其最重要的病理生理改变就是生殖内分泌及代谢系统功能紊乱，因而体内多种激素水平也发生了变化，而且有异质性表现。因此，性激素测定及其理解在 PCOS 诊治中有重要意义。

一、PCOS 性激素水平的变化特点

1. 雄激素

血清总睾酮水平正常或轻度升高，通常不超过正常范围上限的 2 倍；可伴有 ASD 水平升高，脱氢表雄酮（DHEA）、硫酸脱氢表雄酮（DHEA-S）水平正常或轻度升高。

2. 促性腺激素

部分 PCOS 妇女可能基础 LH 水平升高，导致基础 LH/FSH 的比值升高；基础 FSH、LH 也可以在正常早卵泡期水平；卵巢功能衰退者，基础 FSH 升高；无排卵病人无月经中期的峰值

出现；稀发排卵者有时碰巧抽血可检测到排卵期 FSH 和 LH 的峰值。

3. 雌激素

PCOS 病人基础 E_2 水平正常或轻度升高，相当于正常女性早、中卵泡期水平；稀发排卵者有时碰巧抽血可检测到排卵前的 E_2 峰值。

4. 孕激素

PCOS 病人由于卵泡发育和排卵功能障碍，无排卵者孕激素低下；稀发排卵者有时碰巧抽血可检测到排卵后的孕酮水平升高。

5. 催乳素

有文献报道，10% ～ 30% 的 PCOS 病人有轻度高催乳素血症，可能是由于血清雌激素长时间无波动的偏高，引起中枢多巴胺（DA）分泌下降，或 PCOS 病人垂体促性腺激素细胞过度分泌 LH 的旁分泌作用，引起相邻近的催乳素细胞分泌 PRL 过多所致的。

6. 抗苗勒管激素

PCOS 病人血清 AMH 水平较正常女性高 2 ～ 4 倍，且在各年龄段均表现出相似的升高趋势，即使到了育龄晚期也仍能维持在相对较高的水平。目前缺乏我国女性各年龄段 AMH 水平的正常值。

二、PCOS 性激素的不同表现

（1）PCOM 病人月经周期第 2～4 天（月经不规律，超声提示 PCOM）性激素检测结果如下。

E_2 (pg/ml)	P (ng/ml)	FSH (IU/L)	LH (IU/L)	PRL (ng/ml)	T (ng/ml, 正常 < 0.75ng/ml)	结果解读
65.4	0.36	4.41	13.79	36.54	0.76	典型 PCOS 的表现
31.57	0.21	7.51	2.68	16.25	0.21	正常性激素水平
61.67	0.41	11.75	16.32	14.57	0.23	卵巢功能衰退
42.54	0.11	8.13	7.32	19.76	0.78	仅睾酮升高

（2）PCOM 病人停经 3 个月，性激素测定结果如下。

E_2 (pg/ml)	P (ng/ml)	FSH (IU/L)	LH (IU/L)	PRL (ng/ml)	T (ng/ml, 正常 < 0.75ng/ml)	HCG	结果解读
41.51	0.21	7.51	12.68	30.25	0.21	(－)	早卵泡期，高 LH 状态
53.20	0.87	6.49	2.97	4.26	0.45	(－)	早卵泡期，正常比例的性激素水平
271.67	0.59	4.75	14.32	37.47	0.67	(－)	围排卵期
93.34	14.11	5.13	7.32	19.76	0.36	(－)	已排卵，黄体期

第十一章　肾上腺皮质功能亢进的性激素变化

1.CAH（或 NCAH）概述

先天性肾上腺皮质增生症（CAH）是较常见的常染色体隐性遗传病，由于皮质激素合成过程（图1）中所需酶（目前发现3种酶缺乏）的先天缺陷所致，造成该酶缺乏之前代谢物质的堆积。其中，90%以上的 CAH 病人由21-羟化酶缺乏（21-OHD）引起。

（1）21-OHD：由 CYP21A2 基因突变引起，其编码21-羟化酶（P450c21）。21-羟化酶催化17-羟孕酮转化为11-脱氧皮质醇，同时催化孕酮（P）转化为11-去氧皮质酮，两者分别为皮质醇和醛固酮的前体。因此21-羟化酶缺乏可导致皮质醇和醛固酮合成受损。

由于皮质醇低下，负反馈使 ACTH 分泌增加，刺激肾上腺皮质细胞增生，以期增加皮质醇合成；但是由于21-羟化酶缺乏，导致皮质醇依然低下。在高 ACTH 刺激下，17-羟孕酮和孕酮水平显著升高，因雄激素合成通路无缺陷，向雄激素转化增多，导致高雄激素血症。雄激素升高显著程度依次为雄烯二酮、睾酮和脱氢表雄酮。临床上用17-羟孕酮和睾酮水平进行诊断，若水平偏高应进一步进行地塞米松抑制试验。

严重者由于醛固酮低下，导致水盐平衡失调。酶缺陷程度因基因型而异，临床发病严重程度不一。

非典型 21-OHD 由于基因突变位点不同，酶活性下降影响不大，临床症状不典型，误诊率高。

21-OHD 的性激素表现为血 FSH、LH、PRL、E_2 为正常，P、T、17- 羟孕酮显著升高。

（2）11β- 羟化酶缺乏（11β-OHD）：由于 11β- 羟化酶缺乏导致 11- 去氧皮质醇和 11- 去氧皮质酮合成皮质酮和皮质醇的路径受损。同 21-OHD 表现一样，17- 羟孕酮和孕酮水平显著升高，并向雄激素转化增多，导致高雄激素血症。由于去氧皮质酮有足够的盐皮质激素作用从而无失盐的表现，但是过多的去氧皮质酮造成血压增高是 11β-OHD 的特征。

与 21-OHD 一样，11β- 羟化酶缺乏的性激素表现为血 FSH、LH、PRL、E_2 为正常，P、T、17- 羟孕酮显著升高。

（3）17α- 羟化酶缺乏（17α-OHD）：相对少见，约占 CAH 的 1%。编码 17α- 羟化酶的基因 CYP17A1 位于人类常染色体 10q24225，编码 508 个氨基酸的蛋白，即 17α- 羟化酶 /17，20- 碳链裂解酶，该酶兼有 17α- 羟化酶和 17，20- 裂解酶两种活性，前者催化孕烯醇酮转变为 17α- 羟孕烯醇酮和催化孕酮转化为 17- 羟孕酮，后者使 17、20 位碳链裂解，形成雌激素的前体，即脱氢表雄酮和雄烯二酮。17α-OHD 负反馈使 ACTH 分泌增加，不需要 17α- 羟化酶合成的激素均明显升高。

17α-OHD 的性激素表现为血 FSH、LH、P 水平显著升高，E_2、T、17- 羟孕酮水平显著降低。

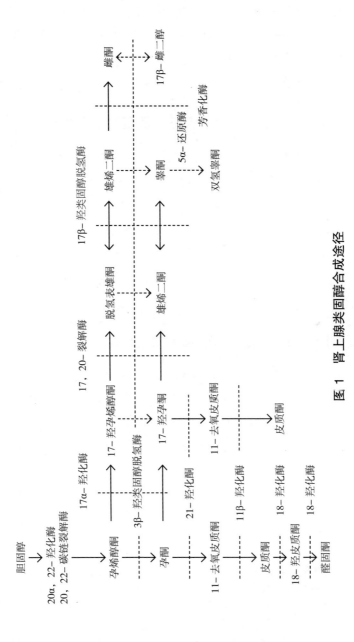

图 1 肾上腺类固醇合成途径

对疑似不典型 CAH 病人，在有条件的医院，可通过检测孕酮、11- 去氧皮质酮、皮质酮、17- 羟孕酮、18- 羟皮质醇、脱氢表雄酮、雄烯二酮、睾酮、双氢睾酮、孕烯醇酮、雌二醇等水平，找出一些隐秘的问题，综合判断病情。

2. 硫酸脱氢表雄酮（DHEA-S）测定的临床意义

（1）评估肾上腺功能：肾上腺良性肿瘤、恶性肿瘤和肾上腺增生可以导致 DHEA-S 过度分泌，可区分雄激素分泌过多状态是否由睾丸或卵巢分泌而引起。

（2）鉴别高雄激素相关疾病：高水平 DHEA-S 导致女性出现闭经和可见的男性化症状；儿童 DHEA-S 水平过高会导致男孩性早熟症，女孩出现外生殖器性别不清、体毛增多和月经周期异常。

3. 雄烯二酮（ASD）测定的临床意义

（1）评估肾上腺功能：肾上腺肿瘤，包括产生促肾上腺皮质激素的肿瘤和肾上腺增生，可导致 ASD 的过量产生。因此，ASD 可以帮助诊断肾上腺外层（皮层）或肾上腺外（异位）分泌促肾上腺皮质激素的肿瘤，并将这些疾病和卵巢或睾丸肿瘤加以区分；联合睾酮和 17- 羟孕酮检测，可帮助诊断 CAH。

（2）过量的 ASD 和其他雄激素会导致儿童性器官无法区分男女（外生殖器两性畸形），体毛过多（多毛症），月经周期异常，以及性早熟（早期）。

（3）PCOS：部分 PCOS 病人 ASD 水平也可能轻度升高。

4. 性激素六项测定

病人出现用生殖内分泌轴无法解释的高孕酮水平，或高睾酮水平，或高孕酮合并高雄激素水平，考虑为 CAH（或 NCAH），其性激素表现如下。

（1）病人，女，35 岁，G_0，月经不规律，检测性激素结果如下。

E_2 （pg/ml）	P （ng/ml）	FSH （IU/L）	LH （IU/L）	PRL （ng/ml）	T （ng/ml，正常 ＜ 0.75ng/ml）	HCG
63.08	9.21	6.01	4.24	17.55	1.45	–

解读：孕酮升高，雄激素水平升高，余阴性。孕酮升高最常见于黄体期，而黄体期是固定的 14 ± 2 天，除非妊娠。雄激素水平升高，高度怀疑 CAH。先观察 2 周是否有月经来潮，之后再抽血复查。病人 3 周无月经来潮，再次检测性激素，结果如下。

E_2 （pg/ml）	P （ng/ml）	FSH （IU/L）	LH （IU/L）	PRL （ng/ml）	T （ng/ml，正常 ＜ 0.75ng/ml）	HCG
42.53	10.6	8.22	7.50	24.37	1.57	–

解读：孕酮仍然升高，雄激素水平升高，无法从生殖内分泌的角度来解释，考虑 CAH。转内分泌科，查 17–羟孕酮 38.65ng/ml（正常值＜ 2ng/ml），F 16.61ug/dl（正常），ASD 658ng/dl，诊断为 CAH。

（2）病人，女，29 岁，G_0，月经不规律，检测性激素结果如下。

E$_2$ （pg/ml）	P （ng/ml）	FSH （IU/L）	LH （IU/L）	PRL （ng/ml）	T （ng/ml，正常 ＜0.75ng/ml）	HCG
19.93	10.67	16.16	21.42	10.35	0.09	–

解读：孕酮升高，孕酮升高最常见于黄体期，先观察2周是否有月经来潮，之后再抽血复查。病人2周后无月经来潮，再次检测性激素，结果如下。

E$_2$ （pg/ml）	P （ng/ml）	FSH （IU/L）	LH （IU/L）	PRL （ng/ml）	T （ng/ml，正常 ＜0.75ng/ml）	HCG
22.84	10.22	11.29	27.51	6.68	0.34	–

解读：孕酮仍然升高，无法从生殖内分泌的角度来解释，考虑CAH转内分泌科，查17-羟孕酮18.49ng/ml（正常值＜2ng/ml），诊断为CAH。

第十二章　常用雌激素、孕激素类药物及其血中测定值

一、雌激素类药物

（一）概述

1. 分类

（1）根据药物成分，雌激素类药物可分为合成雌激素和天然雌激素类药物。合成雌激素类药物常用的有：苯甲酸雌二醇，1mg 或 2mg/ 支；己烯雌酚，1mg/ 片（恶心呕吐副作用较重，有致肿瘤性，现已少用）；炔雌醇，0.005mg/ 片；尼尔雌醇，2mg/ 片。天然雌激素类药物常用的有：结合雌激素、戊酸雌二醇、17β- 雌二醇等。

（2）根据药物剂型，雌激素类药物可分为片剂、贴剂、膏剂。

2. 常见不良反应

（1）生殖系统：阴道出血形式改变，异常撤退性出血，突破性出血，点状出血；分泌物增多。

（2）乳房：触痛，增大。

（3）胃肠道：恶心，呕吐；胆汁淤积性黄疸；胆囊疾病发生率增加；胰腺炎。

（4）中枢神经系统：头痛，偏头痛，头晕。

3. 使用禁忌

（1）已知或怀疑妊娠者。

（2）原因不明的阴道流血者。

（3）严重肝肾功能障碍病人。

（4）雌激素依赖性肿瘤病人。

（5）乳腺癌、子宫内膜癌、黑色素瘤病人。

（6）近6个月内患有活动性静脉或动脉血栓栓塞性疾病病人。

（7）卟啉病、耳硬化症者。

（8）系统性红斑狼疮病人。

（9）脑膜瘤病人。

（二）常用雌激素类药物及其血中测定值

1. 天然雌激素类药物

（1）结合雌激素片（倍美力）：0.3mg、0.625mg/片。从孕马尿液中提取的含有雌激素类的混合物，同时也属于水溶性雌激素硫酸钠盐混合物，内含雌酮、马烯雌酮和17α-二氢马烯雌酮，还含有少量的17α-雌二醇、马萘雌酮和17α-二氢马萘雌酮，均为其硫酸酯的钠盐。无法通过测定血中雌二醇水平来体现其效价。

（2）结合雌激素乳膏：14g/支。结合雌激素可溶于水，从药物释放后，可以很好地经皮肤、黏膜吸收。无法通过测定血中雌二醇水平来体现其效价。

（3）半水合雌二醇贴片（松奇）：每个贴片含有 1.5mg 的半水合雌二醇活性成分。每个包装中有 4 个贴片，可维持 1 个月的治疗。经皮吸收可避免雌激素的肝脏首过效应，剂量比一般口服剂量低，减少了肝脏的代谢负担，贴片中的晶体起雌二醇储库的作用，每 7 天给药 1 次，雌激素含量很低（1.5mg/贴），每天稳定释放雌二醇 50ug 进入体循环，生物利用度达到 23%，安全性高。可以通过测定血中雌二醇水平来体现。个体差异较大，用药时血中 E_2 水平升高，相当于早卵泡期水平。

（4）戊酸雌二醇（补佳乐）：1mg/片。其口服制剂来源于豆类和薯类植物，进入人体后在肝脏中代谢，脱掉戊酸基，分解成与人体自身雌激素结构完全相同的 17β- 雌二醇，发挥生物学效应。每天口服 1mg，多次给药后测定血清雌二醇浓度的平均值为 30 ～ 40pg/ml。

（5）17β- 雌二醇：每日口服 17β- 雌二醇之后，1mg 17β- 雌二醇平均稳态血药浓度约为 E_2 30pg/ml，2mg 17β- 雌二醇平均稳态血药浓度约为 E_2 70pg/ml。17β- 雌二醇经阴道用药后血药浓度是口服的 20 ～ 30 倍，1mg 阴道用药最大浓度约为480pg/ml，但个体差异较大。

（6）17β- 雌二醇凝胶（艾斯妥凝胶）：80g/支。本品经皮给药吸收约为用药剂量的 10%，一计量尺（2.5g）凝胶，相当于吸收 150μg 的雌二醇。药物自给药部位经皮内毛细血管缓慢扩散进入全身血液循环。一计量尺凝胶用后 17β- 雌二醇的血浆浓度平均约为 E_2 80pg/ml，个体差异较大。绝经妇女每天给药半计量尺（1.25g）凝胶，酌情调整用药。

（7）雌三醇（欧维婷软膏）：阴道内使用雌三醇可以在局部产生最佳的有效性，对阴道黏膜 100% 效价，对子宫内膜作用

10% 的效价，对血中雌二醇水平无影响。

（8）普罗雌烯（膏剂、胶囊）：为雌二醇的衍生物，由雌二醇分子结构上的两个羟基上的氢分别被丙基和甲基取代而得，具有雌激素的特性。其双醚分子结构（雌二醇二醚），经皮肤吸收入血量不到 1%，最终代谢物为雌酮和雌二醇。阴道给药使阴道维持较高的药物浓度，不能被阴道上皮吸收，不进入全身血液循环。无法通过测定血中雌二醇水平来体现。

2. 合成雌激素类药物

合成雌激素包括非甾体类合成雌激素（己烯雌酚）、甾体类合成雌激素（炔雌醇、尼尔雌醇）。主要用于雌激素缺乏或水平低下的相关疾病的治疗，调节性治疗以及与不同的孕激素配伍形成口服避孕药。人工合成雌激素的特点在于药效高，雌激素活性强，但是副反应也较明显。随着结合雌激素等天然雌激素制剂的不断进步和完善，合成雌激素多用于避孕药中，单片制剂在临床上应用越来越少，均无法通过测定血中雌二醇水平来体现。

（三）雌激素在临床中的应用

（1）可用于低雌激素闭经病人的激素补充治疗、绝经后激素治疗。

（2）由于天然雌激素制剂对胚胎发育无影响，还可以用于辅助生育技术，促进子宫内膜增殖，为胚胎种植准备。

（3）宫腔粘连手术后应用大剂量雌激素治疗可促进子宫内膜增殖修复，防止再粘连。

（4）异常子宫出血（AUB）病人严重贫血时，可应用雌激素治疗（子宫内膜修复法）止血。

（5）绝经后取出宫内绝育器前应用雌激素，可减少手术难度；结合雌激素乳膏制剂、雌三醇软膏或雌醚可治疗外阴和阴道萎缩（局部用药）。

二、孕激素类药物

孕激素属于甾体激素，既可作为单一制剂存在，也常与雌激素等药物组合成复合制剂应用于临床。临床中孕激素类药物可用于辅助生育和黄体支持，控制月经周期，激素替代治疗、人工周期，治疗子宫内膜恶性肿瘤及癌前病变，药物避孕等。

（一）概述

1. 分类

（1）根据药物成分，孕激素类药物可分为天然孕激素和人工合成孕激素类药物。

天然孕激素类药物主要有黄体酮针剂和口服制剂。

人工合成孕激素主要有：①孕酮衍生物，包括甲羟孕酮（安宫黄体酮）、甲地孕酮、环丙孕酮；②睾酮衍生物，包括左炔诺孕酮、炔诺酮、去氧孕烯、孕二烯酮、诺孕酯、地诺孕素，是口服避孕药常用的类型；③19- 去甲孕酮类：包括地美孕酮、普美孕酮、曲美孕酮、诺美孕酮、醋酸烯诺孕酮、己酸孕诺酮；④螺旋内酯衍生物：屈螺酮，能有效拮抗雌激素制剂的水钠潴留副作用。

（2）根据药物剂型，孕激素类药物可分为针剂、片剂、丸剂、胶囊剂（可口服也可以置阴道内）、霜剂（阴道内用）、缓释剂（可置子宫腔内、阴道内或皮下埋置）。

2. 常见不良反应

（1）生殖系统：轻微阴道出血，经期血量改变、闭经、乳房疼痛，性欲改变。极少数病人可出现突破出血，一般增加剂量即可防止。

（2）胃肠道：呕吐、腹痛。

（3）肝脏：肝功能改变、黄疸。

（4）中枢神经系统：头疼、偏头痛、抑郁、精神紧张等。

（5）皮肤：皮肤过敏、荨麻疹、瘙痒、水肿。

3. 使用禁忌证

（1）对药物制剂成分过敏者。

（2）不明原因阴道出血者。

（3）严重肝功能障碍者。

（4）妊娠期或应用性激素时发生或加重疾病者，如严重瘙痒、阻塞性黄疸、妊娠期疱疹、卟啉病和耳硬化症者。

（5）孕激素相关的脑膜瘤病人。

（6）有血栓性疾病史者。

（二）常用孕激素类药物及其血中测定值

1. 天然孕激素类药物

（1）黄体酮针剂（油性针剂）：10mg/支，20mg/支（规格：1ml：10mg；1ml：20mg）；主要成分为黄体酮。由注射液肌内注射后迅速吸收，6～8小时血药浓度达高峰，之后逐渐下降，可持续48小时，在肝内代谢，约12%代谢为孕烷二酮，代谢物与葡萄糖醛酸结合随尿排出。每天20mg黄体酮肌内注射后，48小时达到稳态，在下一次用药前测定血中孕酮水平升高约7ng/ml，个体差异较大。

微粉粒化黄体酮：黄体酮胶囊或胶丸，口服或阴道用药。生产厂家不同，药代动力学有差异。口服后在肝内代谢，约12%代谢为孕烷二醇，代谢物与葡萄糖醛酸结合随尿排出。例如黄体酮胶囊安琪坦和益玛欣，200mg，每日2次（bid）的阴道或口服给药药代动力学参数（病人数=16）如下。

药代动力学参数		阴道给药		口服给药	
参数	单位	益玛欣	安琪坦	益玛欣	安琪坦
$C_{max\,(last)}$	ng/ml	9.13 ± 8.09	12.30 ± 1.60	62.97 ± 40.59	169.53 ± 130.24
$T_{max\,(last)}$	h	9.72 ± 10.50	11.03 ± 9.62	2.88 ± 1.35	2.06 ± 1.55
$t_{1/2}$	h	20.21 ± 18.97	20.66 ± 10.22	26.12 ± 4.78	22.78 ± 6.30
$AUC_{\tau\,(ss)}$	h·ng/ml	261.42 ± 74.36	116.83 ± 19.72	274.86 ± 160.28	472.00 ± 250.54
$T_{达稳态}$	h	58.50 ± 24.74	39.00 ± 12.00	55.50 ± 33.62	58.50 ± 31.56
$C_{0\,(ss)\,平均}$	ng/ml	20.43 ± 6.16	9.82 ± 1.36	11.69 ± 4.97	15.41 ± 6.65

由上表可见，益玛欣200mg，bid，阴道给药，稳定状态后血中孕酮水平为（20.43±6.16）ng/ml；安琪坦200mg，bid，阴道给药，稳定状态后血中孕酮水平为（9.82±1.36）ng/ml。益玛欣200mg，bid，口服给药，稳定状态后血中孕酮水平为（11.69±4.97）ng/ml；安琪坦200mg，bid，口服给药，稳定状态后血中孕酮水平为（15.41±6.65）ng/ml。

（2）黄体阴道缓释凝胶：含有90mg（8%）黄体阴道缓释

凝胶阴道给药后，血清孕酮浓度增加缓慢，约 8 小时达到峰值，每天使用，研究显示在第 1 天和第 5 天有明显的累积效应，第 6 天以后测定血清孕酮水平位于 10ng/ml 左右，个体差异较大。

2. 地屈孕酮（达芙通）

地屈孕酮的规格为 10mg/ 片。地屈孕酮是一种逆转孕酮（孕酮的立体异构体之一），是经过紫外线照射后在 C6 和 C7 之间有个额外的双键，碳 9、10 位的甲基和氢原子逆转所形成的旋光异构体，是最接近天然的孕激素。所有代谢产物的结构均保持 4，6- 二烯 -3- 酮的构型。

口服标记过的地屈孕酮，平均 63% 随尿排出，72 小时体内完全清除。地屈孕酮在体内完全被代谢，主要的代谢物是 10，11- 二羟基衍生物（DHD）。由于 DHD 大多以葡萄糖醛酸化合物在尿中测定，所以检测地屈孕酮的浓度需要特殊的实验室条件，无法通过测定血中孕酮水平来体现。

3. 合成孕激素类药物

（1）甲羟孕酮：安宫黄体酮，2mg/ 片，大剂量的有 200mg/ 片、250mg/ 片、500mg/ 片。口服后在胃肠道吸收，在肝内降解。肌内注射后 2～3 天血药浓度达到峰值。肌内注射长效甲羟孕酮 150mg 后 6～9 个月才会检测不到药物，血中醋酸甲羟孕酮水平超过 0.1mg/ml 时，LH 和 E_2 均会受到抑制而抑制排卵。

（2）甲地孕酮：1mg/ 片，大剂量的有 40mg/ 片、160mg/ 片。口服后生物半衰期明显比左炔诺孕酮短，大部分代谢产物以葡萄糖醛酸酯形式排出。

（3）炔诺酮（妇康片）：0.625mg/ 片。口服后从胃肠道吸收，血药峰值时间为 0.5～4 小时，平均 1.17 小时，半衰期为 5～14 小时，血浆蛋白结合率为 80%，作用持续至少 24 小时，吸收后大多与葡糖醛酸结合，由尿排出。

（4）孕三烯酮（内美通）：2.5mg/ 胶囊。口服后 2.8～3.1 小时达血药峰浓度。血浆半衰期大约为 24 小时。口服 3 天后血浆浓度是最大血浆浓度的 5%，在第 2 次服用后达到稳态血药浓度。

以上合成孕激素类药物均无法通过测定血中孕酮水平来体现。

（三）孕激素在临床中的应用

1. 闭经方面的应用

对于已除外妊娠的闭经病人，孕激素试验用于评估雌激素水平并确定闭经程度。由于药代动力学的原因，黄体酮针剂 20mg/ 天，肌内注射 3 天，观察有无撤退性出血为最敏感试验。

2. 无排卵性异常子宫出血方面的应用

主要包括孕激素撤退法（也称子宫内膜脱落法）和孕激素内膜萎缩法，以及为控制月经周期，在月经后半期定期用孕激素 12～14 天。

3. 先兆流产

黄体功能异常是导致早期妊娠流产的重要原因之一。妊娠黄体功能不足可导致孕激素水平低下，进而发生妊娠蜕膜反应不良，影响胚胎发育；而且低水平孕酮会导致子宫平滑肌易激惹，引发流产。临床生理情况下，孕早期孕酮生理水平为（25±5）ng/ml。目前针对先兆流产的治疗手段十分有限，补充孕激素仅能挽救单纯因孕激素不足所造成的流产。

4. 体外受精 – 胚胎移植（IVF–ET）

试管婴儿技术中造成黄体功能不全，取卵后需要通过较大剂量的孕激素进行黄体支持。

5. 黄体功能不全

补充合适剂量的孕激素，或用 HCG 刺激自身黄体的建立。

病例解读篇

第十三章　病例分享解读

病例一　三岁小荷含苞欲放

病人，女，2岁8个月。

初诊

【主诉】间断阴道出血3次伴乳房发育4个月。

【现病史】病人近4个月无明显诱因出现阴道间断出血3次，量少，鲜红色，每次出血2～3天干净，无周期性规律，无明显腹痛，无组织排出物，无阴道排液；同时伴乳房发育，乳房局部轻压痛，无红肿及分泌物；无头痛、呕吐；近半年身高增加迅速，明显高于同龄儿童。

病人系其母自然妊娠第1胎，母亲在妊娠期无用药史，足月顺产；出生体重3600g，身长50cm，无窒息抢救史；母乳喂养10个月，其母哺乳期无特殊用药；家庭制作正常婴儿饮食，按时添加辅食；否认误服药物史。

【既往史】体健，无药物过敏史。

【家族史】父亲身高176cm，母亲身高160cm，身体健康，非近亲婚配，否认相关家族遗传病史。

【查体】体格检查：身高100cm，体重15.6kg；无特殊面容，全身皮肤未见色素沉着，四肢活动自如；乳房Ⅱ级，乳晕旁无长毛，无泌乳；脐下无长毛。妇科检查：外阴：幼稚型，无阴毛发育，阴蒂不大，小阴唇略有色素沉着；阴道：阴道口黏膜粉红，有少许白色分泌物；肛查：子宫中位，小，质中，双侧附件区（－）。

【临床思路】如果女童8岁之前乳房发育，或10岁之前来月经，则诊断为性早熟，该患儿2岁8个月，间断阴道出血，乳房已发育Ⅱ期，身高突增，确诊性早熟无疑，已排除部分性的性早熟，下一步是区分中枢性性早熟（CPP）还是外周性性早熟（PPP）。

【诊断】性早熟。

【处理】检测性激素、肝肾功能、空腹血糖、甲状腺功能、血常规，尿常规，盆腔和乳腺超声，骨龄相，头颅MRI。

第二次就诊

【检查结果】性激素：FSH 3.93IU/L，LH 2.63IU/L，E_2 56.72pg/ml，P 0.10ng/ml，PRL 2.56ng/ml，T 0.36ng/ml。肝肾功能、空腹血糖、甲状腺功能、血常规、尿常规均（－）。盆腔超声检查：子宫大小 $2.8 \times 2.5 \times 2.0cm^3$，内膜厚6mm，右侧卵巢大小约 $1.8 \times 1.2cm^2$，左侧卵巢大小约 $1.6 \times 1.0cm^2$，均见多个小卵泡，最大直径为 $4 \sim 5mm$。乳腺超声检查：双侧乳核发育。骨龄测定：提示骨龄为5岁。头颅MRI（－）。

【复诊考虑】乳腺超声检查提示双侧乳核发育（证实第二性征提前出现），乳房Tanner分期Ⅱ期（尚未达青春中期程度），E_2 56.72pg/ml（提示早卵泡期雌激素水平），FSH 3.93IU/L、LH 2.63IU/L（LH值没有超过5.0IU/L），盆腔超声提示性腺增大（盆腔超声下见卵巢容积大于1ml，并可见多个直径大于4mm的卵泡），骨龄5岁（大于实际年龄2岁多，提示身高增长加速），考虑CPP可能性大。对性腺轴功能已启动，而促性腺激素（Gn）基础值不升高者，诊断CPP的重要手段是采用促性腺激素释放激素（GnRH）激发试验（如果第二性征已达青春中期程度，LH > 5.0IU/L，可确定其性腺轴已发动，则不必做 GnRH 激发试验）。

【处理】

（1）GnRH 激发试验：皮下注射促性腺激素释放激素类似物（GnRH-a）0.1mg，于注射前和注射后 40 分钟抽取静脉血检测 FSH 和 LH。

（2）检查肿瘤标记物。

第三次就诊

【检查结果】GnRH 激发试验：0 分钟：FSH 3.25IU/L，LH 2.12IU/L；40 分钟：FSH 6.13IU/L，LH 20.19IU/L（激发试验诊断 CPP 的标准：LH 峰值 > 12IU/L，LH/FSH 峰值 > 0.6 ~ 1.0）。提示：符合 CPP 诊断。肿瘤标记物检测：癌胚抗原 2ng/ml，甲胎蛋白 6.8ng/ml，血清人绒毛膜促性腺激素 1.2IU/L，均提示（−）。

【复诊考虑】通过上述检查已确诊为中枢性性早熟。中枢性性早熟又分为特发性与继发性，而检查未发现造成性早熟的病因。

【诊断】特发性中枢性性早熟。

【处理】向病人父母解释性早熟的危害及有关治疗措施。

（1）影响病人最终身高，需要及时阻止过早的性发育。

（2）采用 GnRH-a 治疗，每月注射 1 次，经常随诊，观察治疗效果，一般治疗至 12 岁，时间长，费用高。

（3）如果身高增加缓慢，在安全性检查后，可以添加生长激素。

（4）建议去儿科或内分泌科具体治疗。

【病例分析】

（1）病例特点：病人为 2 岁 8 个月女童，近半年身高增加迅速；第二性征提前出现，乳房 Ⅱ 期，间断阴道出血，盆腔超声提示性腺增大；GnRH 激发试验提示 LH 激发峰值＞ 12IU/L；骨龄超越实际年龄 1 年以上；头颅 MRI（－），肿瘤标志物和甲状腺功能均（－）。

（2）诊断：特发性中枢性性早熟。

（3）鉴别诊断：本病应与继发性中枢性性早熟、外周性性早熟、单纯乳房早发育、单纯性早初潮等鉴别。

继发性中枢性性早熟： 属于 CPP 中的一种，可由中枢神经系统肿瘤或占位性病变、获得性损伤（外伤、术后、放疗或化疗）以及先天发育异常（脑积水、小头畸形、脑发育不全等）所引起。另外，其他疾病如 CAH、McCune–Albright 综合征（MAS）也可引起。该病人全身皮肤无色素沉着，无外伤、手术、放化疗史，头颅 MRI（－），肿瘤标志物和甲状腺功能均（－），孕激素和雄激素水平无异常，因此可排除继发性 CPP。

外周性性早熟（PPP）： 也称为假性性早熟，为非 GnRH 依赖性，是缘于各种原因引起的体内性激素水平升高至青春期状态，故只有第二性征早现或阴道出血，但是下丘脑－垂体－卵巢轴功能尚未启动，不具有完整的性发育顺序性过程，最重要的鉴别试验是 PPP 的 GnRH 激发试验，显示 FSH 与 LH 不升高，表明垂体无反应。该病人 GnRH 激发试验提示性腺轴功能已启动，可排除 PPP。

单纯乳房早发育： 属于不完全性性早熟，好发于 2 岁前的女童。除乳房发育外，不伴有其他性发育的征象，无生长加速和骨骼发育提前，不伴有阴道出血。血清 E_2 和 FSH 基础值常轻度增高。GnRH 激发试验的继发峰值以 FSH 升高为主，LH/FSH 比值低下。其发生机制可能为下丘脑—性腺轴功能暂时部分被激活，但是以 FSH 分泌为主，卵巢暂时性分泌少量雌激素，或乳腺组织受体活跃，对青春前期血循环中正常量雌激素高度敏感。该病虽有乳房发育，但伴有阴道出血、生长加速和骨骼发育提前、GnRH 激发试验峰值以 LH 升高为主，因此可排除单纯乳房早发育。

单纯性早初潮：属于不完全性性早熟，临床表现为单纯或反复性阴道出血，为自限性，不伴有其他性征的发育及加速生长。其发生机制尚不明确。该病人虽有反复性阴道出血，但伴有乳房发育、身高增加迅速，并有性腺轴的启动，因此可以排除单纯性早初潮。

（4）讨论：性早熟是一种生长发育异常，表现为青春期特征提前出现。CPP 和 PPP 的本质区别在于前者下丘脑－垂体－性腺轴的真正启动，病人发育顺序与正常青春期相似，但提前加速，导致生殖功能提前出现。而此时病人智力和性心理尚不成熟，容易发生社会问题，并给家长造成精神及照料上的负担。最重要的是，由于骨骼生长加速，骨骺提前融合，病人开始身高较同龄儿高，但成年后往往较正常人矮小。另外，由于提前出现的性发育使得实际年龄尚未成熟的儿童的心理负担加重，故早期诊断、早期治疗极为重要。对于 CPP 应检查明确是特发性还是继发性，继发性 CPP 还需要针对病因进行治疗。

治疗的短期目标为：①减缓骨龄进展，逐渐使其与实际年龄相一致；②控制和减缓第二性征成熟程度和速度；③阻止女孩的月经初潮；④治疗潜在病因。治疗的长期目标是：①改善最终成年后身高；②恢复儿童实际生活年龄应有的心理行为。

GnRH-a 是治疗 CPP 的首选药物，GnRH-a 治疗过程中，应每 3 个月监测性发育情况、生长速率、身高标准差积分、激素水平等；每半年监测 1 次骨龄。必要时添加生长激素，以增加身高。

GnRH-a 停药时机：取决于治疗目的，若以改善最终身高为目的，一般宜持续治疗至女孩 12 岁，也可参照治疗后病人的骨龄、身高和生长速度决定停药时机。

（张巧利　邓成艳）

【参考文献】

[1] Latronico A，Brito V，Carel J. Causes，diagnosis，and treatment of central precocious puberty [J]. Lancet Diabetes Endo，2016，4（3）：265-274.

[2] 中华医学会儿科学分会内分泌遗传代谢学组. 中枢性性早熟诊断与治疗共识（2015）[J]. 中华儿科杂志，2015，53（6）：412-418.

[3] Neely E，Crossen S. Precocious puberty [J]. Curr Opin Obstet Gynecol，2014，26（5）：332-338.

病例二　豆蔻年华月水如注

病人，女，13 岁，否认性生活史，末次月经（LMP）：2019-03-03，前次月经（PMP）：2018-12-01。

初诊

【主诉】初潮后月经不规律1年余，阴道出血39天。

【现病史】病人12岁初潮，之后月经不规律，经期4～5天，1～3个月行经1次，量中等，无痛经。再前次月经（PPMP）：2018-10-25，PMP：2018-12-01，LMP：2019-03-03，已持续出血39天。前7天出血量同以往月经，每天约浸满4片卫生巾，后出血逐渐增多至以往月经3倍，伴大血块，无组织物排出，有头晕、乏力，无活动后心慌、气短，无发热，无腹痛；19天前（2019-03-23）就诊于外院，查血红蛋白（HGB）91g/L，超声（－），肝肾功能（－），考虑功血及轻度贫血，给予口服黄体酮胶囊（100mg，bid）及纠正贫血治疗，出血有所减少，仍似以往月经2倍；16天前（2019-03-26）改为口服地屈孕酮（10mg，bid），出血量减少至类似以往月经量；6天前（2019-04-05）复查血色素86g/L，改为口服地屈孕酮（20mg，bid），出血量进一步减少至约平素月经量的1/2；2天前（2019-04-09）停地屈孕酮，当晚阴道出血增多，约为平素月经2倍，头晕、乏力较前加重，无活动后心慌、气短。2019-04-11就诊于急诊。

【既往史】体健，无特殊。

【家族史】无特殊。

【查体】体格检查：一般状况好，神情，回答切题，BP：103/61mmHg，P：92次/分，中度贫血貌；身高168cm，体重62kg，体重指数（BMI）21.97kg/m^2；乳房Ⅴ级，乳晕旁无长毛、无泌乳。脐下无长毛。妇科检查：外阴（－）；阴道：阴道口可见血液缓慢流出；肛查：子宫中位，正常大小，质中；双侧附件区（－）。

【临床思路】病人 13 岁，初潮已 1 年，月经不规律，停经 3 个月后，出血量多、持续时间长，口服孕激素止血效果不好。首先考虑异常子宫出血 – 排卵障碍（AUB–O）可能，目前已停用孕激素药物 2 天，进一步通过查血常规、甲状腺功能、性激素水平，盆腔超声来鉴别诊断。

【处理】空腹查血常规、甲状腺功能、性激素，行盆腔超声。

第二次就诊（2019-04-11）

【检查结果】血常规：HGB 78g/L，HCT 29%，余（ – ）；甲状腺功能（ – ）；性激素六项：FSH 4.93IU/L，LH 11.85IU/L，E_2 53.76pg/ml，P 0.19ng/ml，PRL 8.60ng/ml，T 0.10ng/ml；超声：子宫大小 $5.1 \times 4.8 \times 4.1cm^3$，子宫内膜厚 0.8cm，右卵巢大小 $4.5 \times 3.2cm^2$，内见无回声 $2.7 \times 2.5cm^2$，左卵巢大小 $2.5 \times 1.5cm^2$，提示：右卵巢小囊肿（生理性）。

【复诊考虑】上述检查除贫血外，其他无明显异常；性激素提示早卵泡期水平；考虑病人无排卵所致异常子宫出血，目前为孕激素治疗后撤退性出血阶段，不再考虑性激素止血治疗，可给予一般止血及升血色素药物治疗，观察本次停药后出血几天干净。

【诊断】排卵障碍性异常子宫出血；中度贫血。

【处理】

（1）止血治疗：口服氨甲环酸 0.5g，每日 3 次（tid），至出血干净停药。

（2）纠正贫血：口服琥珀酸亚铁 0.2g，tid，至复查血色素正常停药。

（3）观察出血情况，如果能 7 天左右干净，之后测基础体温（BBT），1 个月后复诊。

（4）有异常情况随时就诊。

第三次就诊（2019-06-25）

病人述上次就诊后出血明显减少，6 天出血干净（2019-04-18）；测 BBT 至今仍为单相；2019-05-24 于当地复查血常规（－）。

【复诊考虑】病人初潮后 1 年，下丘脑 – 垂体 – 卵巢轴功能尚不成熟，处于无排卵或稀发排卵状态，难免再次出现大出血情况，需要长期管理。

【诊断】异常子宫出血 – 排卵障碍。

【处理】

（1）解释目前病人的诊断及后续的治疗。

（2）控制月经周期可以选择定期孕激素撤退（每 1 ～ 2 个月用孕激素 12 ～ 14 天）或在安全性检查合格情况下长期口服避孕药。

（3）用药半年至 1 年后，可以停药观察月经是否规律。如果仍不规律或 BBT 单相，需要继续用药。

（4）初潮 8 年后，如果月经仍不规律，进一步评估是否存在多囊卵巢综合征。

【病例分析】

（1）病例特点：病人 13 岁，青春期女性，初潮后 1 年；停经后出现月经出血量多及时间长；外院给予口服孕激素治疗并多次调整方案，效果不好，就诊时处于撤退性出血期；血常规检查除中度贫血状态外，余均（－）；性激素提示早卵泡期水平；超声（－）。

（2）诊断：异常子宫出血 – 排卵障碍；中度贫血。

（3）鉴别诊断：本病应与妊娠相关疾病的出血、生殖系器质性疾病引起的异常出血、其他系统疾病的异常出血等鉴别。

妊娠相关疾病的出血：病人为 13 岁青春期女性，否认性生活史，可排除该疾病。

生殖系统器质性疾病引起的异常出血：病人年幼，多次超声均未提示宫体及双附件异常，器质性疾病可能性不大。病人暂时不必行阴道检查，若之后性激素控制月经周期效果不佳，再警惕宫颈器质性疾病的可能。

其他系统疾病的异常出血：如凝血功能异常、甲状腺功能异常、肝肾功能异常等，均可以导致月经异常。该病人血常规除贫血外均（－），查甲状腺功能、肝肾功能（－），故可以除外。

（4）讨论：青春期下丘脑－垂体－卵巢轴功能尚未完全成熟，是 AUB-O 的高发时期。AUB 指不符合正常月经周期"四要素"（即月经的频率、规律性、经期长度和出血量）的正常参数范围，并源自子宫腔的出血。该病人平素 1～4 个月行经 1 次，月经频率及规律性均异常，本次经期长度和出血量亦异常，存在 AUB。是否诊断为 AUB-O，需结合病史、查体、辅助检查，排除导致 AUB 的其他可能病因后，才能得出 AUB-O 的初步诊断，并予以积极治疗。如治疗效果不佳，需重新考虑诊断是否准确。AUB-O 的治疗主要包括急性出血期的治疗以及后续的月经长期管理。该病人在外院初次就诊时，贫血、出血时间较长、出血量大，给予生理剂量口服孕激素通常止血效果不佳，而内膜萎缩法不适合青春期女性。在这种情况下，选择短效口服避孕药止血治疗，或选择肌内注射黄体酮治疗可能止血效果更佳；同时注意纠正贫血及预防感染治疗。后续控制月经周期可选择后半周期孕激素治疗或口服短效避孕药，在安全性检查合格情况下长期口服短效避孕药。

另外，AUB-O 病人应注意识别是否为 PCOS 病人。该病人为青春期女性，对于青春期是否诊断 PCOS，最新的国际指南指出，可待初潮后 8 年再进一步评估是否存在 PCOS。不管是否诊断 PCOS，该病人均需进行月经的长期管理。

（郑婷萍　邓成艳）

【参考文献】

Teede H，Misso M，Costello M，et al. Recommendations from the international evidence-based guideline for the assessment and management of polycystic ovary syndrome［J］. Clin Endocrinol，2018，89（3）：251-268.

病例三　扑朔迷离雌雄难辨

病人，女，19 岁，未婚，否认性生活史。

初诊

【**主诉**】无乳房发育，无月经初潮。

【**现病史**】病人系母亲的第 2 胎第 2 产，母亲在孕期平顺，无服药史；足月顺产，无窒息史，出生时女性外阴；成长过程中身高高于同龄人，15 岁时腋毛、阴毛生长，稀疏；19 岁仍无乳房发育，无月经初潮；无周期性腹痛，无头痛，无视力障碍，无嗅觉异常。

【**既往史**】体健，无特殊。

【**家族史**】父亲身高 174cm，母亲身高 158cm，余无特殊。

【**查体**】体格检查：体型细高，身高 176cm，体重 60kg，BMI 19.36kg/m^2；掌间距 198cm；乳房 I 级；腋毛少许。妇科检查：外阴：幼稚型，有少许阴毛，小阴唇无着色、无发育；阴道：可见处女膜口，探及阴道 6cm 深度；肛查：盆腔中央可触及一小结节，直径约 2.5cm，双侧未及包块。

【临床思路】病人 19 岁女性，无乳房发育（说明没有受到雌激素刺激），无月经初潮（明确有无子宫），是生殖轴没有启动还是卵巢没有功能、性发育异常，可通过简单的性激素水平、盆腔超声结果来初步判断。

【处理】查性激素六项、甲状腺功能，行盆腔超声。

第二次就诊

【检查结果】性激素六项：FSH 93.17IU/L，LH 19.07IU/L，E_2 11.00pg/ml，P 0.01ng/ml，PRL 13ng/ml，T 0.28ng/ml。甲状腺功能（−）。盆腔超声检查：子宫大小 $2.1 \times 3.1 \times 1.6cm^3$，肌层回声均匀，内膜线状，双附件区未探及正常卵巢回声，子宫左侧似见一大小约 $1.3 \times 0.9cm^2$ 低回声结节，内未见卵泡样回声，提示子宫体积小，子宫左侧低回声结节。

【复诊考虑】性激素检查提示高促性腺激素和低雌激素水平，孕酮和雄激素不高，考虑为性腺因素引起的原发性闭经，最常见的是先天性性腺发育不全，表现为性腺呈条索状、性征幼稚，该病人体型细高，掌间距宽，故可以排除 Turner 综合征；由于超声未见卵巢有卵泡样结构，所以也不支持卵巢抵抗综合征（有原发性闭经和继发性闭经）；该病人性激素检查中孕酮不高，故不考虑 17α− 羟化酶缺乏。因此，需查染色体，为进一步鉴别诊断寻求证据。

【处理】行染色体检查。

第三次就诊

病人染色体核型分析：46，XY。

【诊断】46，XY 单纯性腺发育不全。

【处理】

（1）解释疾病的诊断，建议继续以女性身份生活。

（2）因双侧性腺没有正常的功能，还有生长肿瘤的可能，故建议预防性手术，行双侧性腺切除术，保留子宫。

（3）术后若用雌激素与孕激素的人工周期治疗，乳房会很快发育起来，可以来月经。

（4）将来可以结婚，生育问题可以考虑接受赠卵的辅助生殖技术（试管婴儿）。

【病例分析】

（1）病例特点：病人19岁，社会性别为女性，性征幼稚，无乳房发育，无月经初潮；体型细高，掌间距宽；性激素检查提示高促性腺激素、低雌激素性闭经，孕酮及雄激素不高；盆腔超声提示幼稚子宫，超声未见卵巢样结构，性腺呈条索状；染色体核型分析：46，XY。

（2）诊断：46，XY单纯性腺发育不全。

（3）鉴别诊断：本病应与先天性性腺发育不全的其他疾病、酶缺乏所致的原发性闭经、完全性雄激素不敏感综合征、卵巢抵抗综合征等鉴别。

先天性性腺发育不全的其他疾病：① 46，XX单纯性腺发育不全：表现为高促性腺激素、低雌激素性的原发性闭经，外观性征幼稚，体型细高，掌间距宽；检查发现幼稚子宫，性腺呈条索状；人工周期可来月经等，与46，XY单纯性腺发育不全的临床表现完全相同，唯一不同的是染色体为46，XX。② Turner综合征：性激素检查可表现为高促性腺激素、低雌激素性状态，原发性或继发性闭经；具有身材矮小、面部多痣、发迹线低、肘外翻等独特的外观；性幼稚、子宫小、智力发育异常等。常见染色体核型除 45，XO 外，还可有多种嵌合体，如 45，XO/46，XX，45，XO/47，XXX。Turner 病人表型的严重程度与异常核型细胞所占比例有关，嵌合型病人有时典型体征不明显。通过外观及染色体核型检查，两者很容易鉴别。

酶缺乏所致的原发性闭经：17α- 羟化酶缺乏：17α- 羟化酶参与甾体激素合成过程中的关键步骤，17α- 羟化酶缺乏可导致通路上游孕激素堆积，性激素检查表现为孕酮升高；同时雄激素、雌激素合成受阻，故病人无第二性征发育；皮质醇合成受阻，促肾上腺皮质激素反馈性增高，从而导致肾上腺皮质增生，病人可表现出高血压和低血钾。46，XY 核型的 17α- 羟化酶缺乏完全型病人在胚胎时期有性腺分泌 AMH，苗勒氏管退化，故病人表现为无输卵管、子宫和阴道上段，查体阴道呈盲端，无子宫。与 46，XY 单纯性腺发育不全病人容易鉴别。

完全性雄激素不敏感综合征（CAIS）：染色体为 46，XY，病人有正常的性腺（睾丸），雄激素水平升高，但因雄激素受体或下游信号通路异常，机体对雄激素不敏感，故雄激素不起作用，FSH 和 LH 正常水平或升高（垂体对雄激素不敏感时）；雄激素在体内可以转换为雌激素，雌二醇水平处于早、中卵泡期水平，故病人乳房发育。胚胎时期分泌 AMH 使苗勒氏管退化，故病人表现为无输卵管、子宫和阴道上段，查体时女性外阴阴道呈盲端，无子宫。CAIS 病人雄激素水平升高，与 46，XY 单纯性腺发育不全病人很容易鉴别。

卵巢抵抗综合征（ROS）：较罕见，表现为高促性腺激素和低雌激素性闭经（原发或继发）。该病人染色体核型正常，为 46，XX。卵巢形态正常，窦卵泡数及 AMH 水平正常，因为卵巢对促性腺激素的刺激无反应，卵泡不发育，超声显示卵巢有正常的窦卵泡数，故与 46，XY 单纯性腺发育不全的条索状性腺容易鉴别。

（4）讨论：46，XY 性腺发育不全，又称为 Swyer 综合征，具体发病机制还有待进一步研究。46，XY 单纯性腺发育不全的病人遗传因素主要包括 Y 染色体性别决定区（SRY）基因异常。SRY 基因异常可导致 XY 胚胎早期性腺向睾丸方向分化的失败，无法分泌 AMH 及 T。由于 XY 胚胎发育过程中缺少 AMH，苗勒氏管退化异常，所以病人表现为有子宫。同时因缺少睾酮和双氢睾酮的合成与分泌，故病人外阴表现为幼稚女性。

46，XY 单纯性腺发育不全病人社会性别为女性，主要以原发性闭经就诊，表现为第二性征不发育，腋毛稀疏和外阴幼稚。病人因自幼缺乏性激素，骨密度显著低于正常，LH 和 FSH 相当于绝经后水平，E_2 和 T 低于正常，性腺多为条索状纤维化结缔组织，有发生生殖细胞肿瘤的风险。

46，XY 单纯性腺发育不全的治疗主要包括预防性性腺切除术（保留子宫）及激素补充治疗；人工周期用药可使乳房发育，月经规律；同时预防缺乏性激素的远期并发症；将来的生育问题，可通过接受赠卵的试管婴儿助孕技术解决。

（丁雪松　邓成艳）

【参考文献】

[1] 楼伟珍，田秦杰，孙爱军等.46，XY 单纯性腺发育不全合并性腺肿瘤 5 例分析 [J]. 生殖医学杂志，2016，25（9）：771-775.

[2] Bashamboo A, Eozenou C, Rojo S, et al. Anomalies in human sex determination provide unique insights into the complex

genetic interactions of early gonad development [J]. Clin Genet, 2017, 91（2）: 143-156.

[3] Catli G, Alparslan C, Can P, et al. An unusual presentation of 46 XY pure gonadal dysgenesis: spontaneous breast development and menstruation [J]. J Clin Res Pediat Endocrinol, 2015, 7（2）: 159-162.

[4] Rogenhofer N, Pavlik R, Jeschke U, et al. Effective ovarian stimulation in a patient with resistant ovary syndrome and antigonadotrophin antibodies [J]. Am J Reprod Immunol, 2015, 73（2）: 185-191.

病例四 天教心愿与身相违

病人，女，22岁，已婚，G_0。

初诊

【主诉】从无月经来潮。

【现病史】病人系母亲的第 1 胎，母亲孕期无用药史，足月顺产；生长发育正常，12 岁乳房发育，但一直无月经初潮，无周期性下腹痛。嗅觉正常，智力正常，结婚半年，性生活满意，工具避孕中。

【既往史】体健，无特殊。

【家族史】无特殊。

【查体】体格检查：身高 160cm，体重 54kg，BMI 21.09kg/m^2；面部无痤疮；双乳 V 级，乳晕旁无长毛，均无泌乳，乳头发育好；脐下无长毛。妇科检查：外阴（-）；阴道：弹性好，可用窥器进入 8cm 深，但不是正常的阴道结构，盲端；三合诊：盆腔正中可触及一约蚕豆大小的实性组织，双附件区（-）。

【临床思路】病人乳房发育良好，说明有雌激素作用，但一直无月经，属原发性闭经，妇科检查无阴道正常结构，但可进入一定深度，可能与性生活有关。考虑先天性无阴道、无子宫。下一步，随机抽血检测性激素水平、甲状腺功能，盆腔超声检查盆腔情况，测 BBT。

【诊断】原发性闭经。

【处理】空腹查性激素六项、甲状腺功能，行盆腔超声，测 BBT。

第二次就诊

【检查结果】性激素六项：FSH 3.93IU/L；LH 6.0IU/L；E_2 322.61pg/ml；P 10.73ng/ml；PRL 18.83ng/ml；T 0.65ng/ml。甲状腺功能（－）。盆腔超声检查：膀胱后方见一实性低回声，范围为 $2.1 \times 1.8 \times 1.1cm^3$；右卵巢大小 $3.9 \times 4.3cm^2$，内可见一大小 $1.9 \times 1.8cm^2$ 的中低回声及数个小卵泡；左卵巢大小 $3.6 \times 3.2cm^2$，内见 8 ～ 10 个小卵泡。彩色多普勒超声显像（CDFI）未见明显异常血流信号，提示：膀胱后方低回声（先天性无阴道综合征？），右卵巢黄体样改变。

【复诊考虑】随机抽血检测，E_2 322.61pg/ml，P 10.73ng/ml，提示有排卵，处于黄体期；雄激素水平正常，妇科检查和盆腔超声均提示小的始基子宫，不符合雄激素不敏感综合征，暂时不用查染色体。

【诊断】先天性无阴道无子宫 - 苗勒管发育不全综合征（MRKH 综合征）。

【处理】

（1）向病人解释疾病的诊断。

（2）继续测定 BBT。如果双相，则进一步证实卵巢功能正常，而且有排卵。

（3）阴道可进入 8cm 深，不需要手术，性生活时不需要避孕措施。

（4）生育问题：自身无法妊娠，目前子宫移植术仍在试验中。

【病例分析】

（1）病例特点：病人 22 岁女性，已婚，乳房发育，原发性闭经，无周期性下腹痛，嗅觉和体格发育正常，阴道盲端，性生活良好，可进入约 8cm 深，妇科检查和超声均提示始基子宫。随机抽血检测性激素：E_2 322.61pg/ml，P 10.73ng/ml。

（2）诊断：先天性无阴道无子宫 – 苗勒管发育不全综合征（MRKH 综合征）。

（3）鉴别诊断：本病应与雄激素不敏感综合征、多囊卵巢综合征、高孕酮血症、下丘脑 – 垂体性闭经、下生殖道发育异常性闭经等鉴别。

雄激素不敏感综合征：病人可表现为乳房发育，但乳头发育不良，阴毛、腋毛稀少，阴道有正常的解剖结构，但为盲端，无子宫，性腺为睾丸，位于腹腔内或腹股沟，染色体核型为 46，XY。

绝大多数雄激素不敏感综合征病人的性激素检查显示：FSH、LH 正常水平（个别 FSH 和 / 或 LH 升高，垂体上的雄激素受体也不敏感），T 升高在正常男性范围，雌激素在早卵泡期水平，P 水平低，PRL 水平正常。雄激素不敏感综合征的 T 受体缺陷，对 T 不敏感，高水平的 T 不发挥生物学效应，故无男性特征，而 T 可以通过芳香化酶的途径转化为雌激素，维持雌激素在早卵泡期水平，刺激乳房发育，故病人外观为女性，同时孕激素水平低。

MRKH 综合征病人有乳房发育、无阴道，但是如果随机抽血，性激素水平符合月经周期某个阶段的性激素表现，如该病人正好查 E_2 322.61pg/ml、P 10.73ng/ml，提示黄体期，如果测定 BBT，可以是双相。另外，妇科查体和超声检查提示可能有小的始基子宫，性腺为卵巢表现；染色体为 46，XX。故两者不难鉴别。

多囊卵巢综合征：常见的临床特征是月经失调，一般不容易混淆，但极少数 PCOS 病人乳房发育 2 年以上，以原发性闭经的原因而就诊，性激素检查可发现血清 T 水平升高或有高雄激素的临床表现（痤疮、多毛等），基础 LH 水平可升高，出现 LH/FSH 倒置，雌激素水平在早卵泡期状态，或盆腔超声检查发现双侧卵巢多囊样改变，正常的子宫形态。原发性闭经的 PCOS 病人可使用孕激素诱发月经初潮，个别若体内雌激素水平较低，可采用人工周期来月经，或口服避孕药控制月经周期。该病人血清 T 水平正常，无高雄激素临床表现，尽管 LH/FSH 为 6.0/3.93（＞1），但 E_2 322.6pg/ml、P 10.73ng/ml，提示抽血日应为黄体期，说明 FSH 和 LH 水平为非基础状态，易与原发性闭经的 PCOS 的性激素相鉴别。

高孕酮血症：该病人的孕酮水平为 10.73ng/ml，除了黄体期孕酮升高以外，还有引起高孕酮血症的疾病需要鉴别。高孕酮血症最常见于先天性肾上腺皮质增生症（CAH）和非经典型先天性肾上腺皮质增生症（NCAH），两者均可能导致 P 值升高，因肾上腺类固醇合成途径中，孕酮在 17α- 羟化酶和 21α- 羟化酶的作用下，继续向下游代谢生成睾酮、雌激素、醛固酮和皮质醇。当上述两种酶完全或部分缺乏时，孕酮的代谢途径被阻断而导致 P 蓄积。CAH 和 NCAH 可以合并或不合并高雄激素血症，临床上表现为原发性闭经或月经失调，是因为生殖内分泌轴被抑制，卵泡不发育，雌激素水平小于或处于早卵泡期水平，而该病人血 E_2 322.61pg/ml，故不考虑高孕酮血症。

下丘脑 – 垂体性闭经：临床上可表现为原发性闭经或继发性闭经。这里需要与下丘脑 – 垂体性的原发性闭经病人相鉴别，由于低雌激素水平，下丘脑 – 垂体性的原发性闭经病人的乳房尚未发育，性激素检查显示低促性腺激素、低雌激素水平。该病人乳房发育正常，随机检测血清 E_2 高达 322.61pg/ml，故可排除。

下生殖道发育异常性闭经：该病人乳房发育正常，随机检测性激素符合月经周期的黄体期表现，以原发性闭经来就诊，检查发现阴道发育异常，故还需要除外下生殖道发育异常性闭经，如完全性阴道横隔、阴道闭锁、处女膜闭锁等，这类疾病的病人子宫发育正常，经血排出受阻，潴留体内（阴道上端或宫腔或盆腔），可有周期性下腹疼等，而 MRKH 综合征病人无周期性下腹疼，盆腔超声检查提示始基子宫或无子宫，两者很容易相鉴别。

（4）讨论：MRKH 综合征是一种女性先天性生殖道畸形，其在女婴中的发生率为 1/4 000 ～ 1/5 000，约占青春期闭经的20%，可能系基因突变所致。此类病人有正常的第二性征和46，XX 的染色体。青春期前不易发现该病，几乎所有病例皆因青春期后无月经或婚后性生活困难而就诊。

MRKH 综合征临床上主要表现为始基子宫（或无子宫）、无阴道。如果胚胎时期两侧副中肾管会合后不久而停止发育，则形成始基子宫，子宫很小，无内膜，因而无月经。而卵巢则来源于生殖嵴，与子宫的分化来源不同，很少同时受累，因此病人可以有正常的卵巢，维持正常的雌、孕激素水平，下丘脑 – 垂体 – 卵巢轴功能正常，乳房等女性特征及外生殖器均可发育良好。

对于 MRKH 综合征的治疗，一旦诊断明确，凡病人开始准备有性生活后即可进行治疗，其可分为非手术治疗和手术治疗。一般首选非手术治疗即机械扩张法，可以采取扩张器或由小到大的模具局部加压扩张，使阴道逐渐加深，临床上可见部分病人有性生活后可自然形成阴道便为该原理。手术治疗即阴道成形术，切除始基子宫，目前国内已广泛开展腹腔镜下腹膜代阴道成形术，该术式创伤小，术后恢复快，并发症少，一般建议在结婚前征得男方同意后手术。

MRKH 综合征病人存在生育问题，子宫移植可解决这部分病人的生育问题。2015 年国内成功为一位 22 岁的先天性无子宫无阴道的病人进行了首例子宫移植手术，子宫捐献者为其 43 岁的母亲，该病人于 2019 年成功剖宫产一名健康婴儿，该技术还在探索初期。另外，需关注她们的心理健康，必要时进行心理咨询和疏导。

（张巧利　邓成艳）

【参考文献】

[1] Chmel R, Pastor Z, Mužík M, et al. Syndrome Mayer-Rokitansky–Küster–Hauser–Uterine and Vaginal Agenesis: Current Knowledge and Therapeutic Options [J]. Ceska Gynekol, 2019, 84 (5): 386–392.

[2] Fontana L, Gentilin B, Fedele L, et al. Genetics of Mayer-

Rokitansky–Küster–Hauser（MRKH）syndrome［J］. Clin Genet，2017，91（2）：233-246.

［3］Gatti M，Tolva G，Bergamaschi S，et al. Mayer–Rokitansky–Küster–Hauser Syndrome and 16p11.2 Recurrent Microdeletion: A Case Report and Review of the Literature［J］. J Pediatr Adolesc Gynecol，2018，31（5）：533-535.

［4］Herlin M，Petersen M. Mayer–Rokitansky–Küster–Hauser syndrome［J］. Ugeskr Laeger.2017，179（13）：179.

病例五　红铅爽约白衣丹心

病人，女，24岁，已婚，G_0。

初诊

【主诉】颅咽管瘤术后14年，尚无初潮，不育2年。

【现病史】病人系母亲第2胎，母亲孕期分娩均顺利；出生后生长发育正常，11岁时因"头痛、右侧偏盲"就诊，诊断为颅咽管瘤，行颅咽管瘤手术切除，术后视力恢复正常，但需要终身服用醋酸甲泼尼龙片及左甲状腺素钠片补充治疗，定期复查甲状腺功能、肾上腺功能，均在正常范围，无其他不适。医生曾建议14岁后就诊妇科，给予人工周期治疗，病人未采纳。至今已24岁，一直无乳房发育，无月经来潮。结婚2年，性生活尚满意，无避孕措施。有强烈的生育要求。

【既往史】无特殊。

【家族史】无特殊。

【查体】体格检查：身高157cm，体重50kg，BMI 20.28kg/m^2；乳房I级，无腋毛。妇科检查：外阴：幼稚，无阴毛，小阴唇无着色，无发育；阴道：黏膜薄，可见出血点，分泌物量少；

宫颈：小，光滑；宫体：前位，小，约 $2 \times 2 \times 1cm^3$，质中等，无压痛；三合诊：双附件区（－）。

【临床思路】病人 11 岁时行颅咽管瘤切除术，至今已 14 年，仍无第二性征发育和月经，考虑该病人可能因颅咽管瘤手术时所致垂体功能受损，导致下丘脑－垂体－卵巢轴异常，引起原发性闭经。下一步通过检测性激素六项、盆腔超声检查、GnRH 激发试验、人工周期等排除其他原因引起的闭经及其相应的鉴别诊断。同时行肝功能、肾功能、血脂等安全性检查。

【诊断】原发性闭经；颅咽管瘤术后；原发不孕。

【处理】查性激素六项、肝功能、肾功能、血脂，盆腔超声，GnRH 激发试验。

第二次就诊

【检查结果】性激素六项：FSH 0.41mIU/ml，LH 0.33mIU/ml，E_2 2.56pg/ml，P 0.37ng/ml，PRL 1.43ng/ml，T 0.03ng/ml。肝功能、肾功能、血脂检查均（－）。超声检查：子宫大小约 $1.71 \times 1.75 \times 0.8cm^3$，内膜线状，双卵巢显示不清；提示：子宫小。GnRH 激发试验：0 分钟：FSH 0.41mIU/ml，LH 0.33mIU/ml；肌内注射 GnRh-a 0.1mg，注射后 40 分钟：FSH 0.38mIU/ml，LH 0.40mIU/ml；提示：垂体无反应型。

【复诊考虑】性激素检查为低促性腺激素、低雌激素水平；GnRH 激发试验为垂体无反应型，属于垂体性闭经；但仍需要给予人工周期了解子宫有无反应。

【处理】

（1）向病人解释疾病可能的原因。

（2）予雌二醇片 / 雌二醇地屈孕酮片（雌激素剂量 2mg 型）服用 1 个周期，停药后观察有无出血。如果有出血，继续服用人工周期药物，半年后复诊。

第三次就诊

病人述服用人工周期药物后，有月经来潮，目前已用药 10 个月，乳房发育，丰满，希望生育。1 个月前查体 TCT（－）。内分泌科随诊，甲状腺功能、肾上腺功能等均在正常范围。

【查体】体格检查：身高 157cm，体重 53kg，BMI 21.5kg/m^2；乳房 V 级，乳晕旁无长毛，无泌乳。妇科检查：外阴：阴毛稀疏，小阴唇着色；阴道：分泌物量中等；宫颈：光滑；宫体：前位，常大，质中；三合诊：双附件区（－）。

【复诊考虑】人工周期后有月经来潮，除外子宫性闭经。可以确诊为手术后的垂体性闭经。目前需要解决生育问题，按不孕的检查流程。

【诊断】垂体性原发性闭经（颅咽管瘤术后）；原发不孕。

【处理】继续服用人工周期药物；行男方精液检查；如果丈夫精液正常，女方月经干净后行子宫输卵管造影。

【后续治疗】丈夫精液正常，子宫输卵管造影提示双侧输卵管通畅，转入生殖中心，用 Gn 诱导排卵后妊娠，内分泌科调整用药，足月分娩，产后哺乳 1 年，停止哺乳后，仍无月经来潮，在安全性检查合格情况下继续人工周期治疗。

【病例分析】

（1）病例特点：病人 24 岁女性，已婚 2 年，14 年前有颅咽管瘤手术史，一直无第二性征发育，无月经来潮。性激素为低促性腺激素、低雌激素水平；GnRH 激发试验为垂体无反应型；人工周期后来月经及乳房发育；有生育要求。

（2）诊断：垂体性原发性闭经（颅咽管瘤术后）；原发不孕。

（3）鉴别诊断：本病应与下丘脑性闭经、其他原因的垂体性闭经、卵巢性闭经、子宫性及下生殖道发育异常性闭经等鉴别。

下丘脑性闭经：指垂体水平以上的中枢神经系统及下丘脑多种病因，导致下丘脑分泌 GnRH 缺乏或脉冲式分泌异常引起的闭经。其按表现分为原发闭经和继发闭经；按病因可分为功能性、器质性、药物性三大类；激素检查为低促性腺激素、低雌激素性水平，GnRH 激发试验为垂体有反应型。该病人虽然性激素检测为低促性腺激素、低雌激素性水平，但是 GnRH 激发试验为垂体无反应型，可以明确与下丘脑性闭经相鉴别。

其他原因的垂体性闭经：由于垂体各种原因病变导致 Gn 分泌降低而引起的闭经。表现为原发闭经（无第二性征发育）或继发闭经，性激素检测为低促性腺激素、低雌激素性水平，GnRH 激发试验为垂体无反应型；临床常见垂体肿瘤，特别是分泌 PRL 的腺瘤引起，或由于蝶鞍隔先天性发育不全，或肿瘤及手术破坏蝶鞍隔，发生空蝶鞍综合征引起，这两种情况常伴有 PRL 水平升高和溢乳。该病人虽为低促性腺激素、低雌激素性水平，但血 PRL 水平无升高；有明确的颅咽管瘤手术史而造成的垂体功能低下，故容易鉴别。

卵巢性闭经：由于卵巢本身原因引起的闭经。其可分为先天性性腺发育不全、17α- 羟化酶缺乏、芳香酶缺乏、卵巢抵抗综合征及自身免疫性疾病、医源性损伤等各种原因引起的卵巢功能减退；可以表现为原发闭经或继发性闭经。性激素检测为高促性腺激素、低雌激素性水平。而该病人性激素检测为低促性腺激素、低雌激素性水平，故容易鉴别。

子宫性及下生殖道发育异常性闭经： 包括苗勒管发育异常的 MRKH 综合征、雄激素不敏感综合征、宫颈闭锁、阴道横隔、阴道闭锁及处女膜闭锁等，表现为原发性闭经。该病人妇科查体示外生殖道通畅，有子宫；予人工周期，可以有月经来潮，故不难鉴别。

（4）讨论：颅咽管瘤起源于原始颅咽管残存鳞状上皮细胞，肿瘤为良性，通常生长于鞍区，并与下丘脑、视交叉、垂体柄位置关系密切。发病率为每年（0.5 ～ 2）/100 万人，是儿童最常见的颅内肿瘤，30% ～ 50% 病人在儿童或青少年时期首次发现，占儿童颅脑肿瘤的 5% ～ 10%。其临床表现主要以颅内压增高症状、视力视野障碍及垂体功能低下为主，伴有生长迟缓、性腺功能低下。远期的并发症主要是由肿瘤本身压迫或手术、放疗等引起的下丘脑或垂体损伤，而垂体功能减退最常见，影响病人的生活质量。

该病人 11 岁出现肿瘤压迫症状，行颅咽管瘤手术后，垂体前叶功能受损。垂体前叶分泌生长激素、促甲状腺激素、促肾上腺皮质激素及促性腺激素，如果下丘脑 – 垂体 – 甲状腺轴、肾上腺轴受损，需要及时给予相应激素补充治疗；若下丘脑 – 垂体 – 卵巢轴受损，则青春期年龄之后仍然性幼稚、无第二性征发育、无月经、骨龄延迟。到青春期年龄时，可用雌孕激素序贯补充治疗，维持女性体态和月经周期；当有生育需求时，可给予促性腺激素诱导排卵治疗或辅助生育技术助孕；待无生育要求后，继续激素补充治疗，至少至绝经的平均年龄。

（王　玮　邓成艳）

【参考文献】

［1］Olsson D, Andersson E, Bryngelsson I, et al. Excess mortality and mor ity in patients with craniopharyngioma especially in patients with childhood onset: a population-based study in Sweden［J］. J Clin Endocrinol Metab, 2015, 100（2）: 467-474.

［2］Muller H. Risk-adapted long-term management in childhood-onset craniopharyngioma［J］. Pituitary, 2017, 20（2）: 267-281.

［3］Zhang C, Verma V, Lyden E, et al. The Role of Definitive Radiotherapy in Craniopharyngioma: ASEER Analysis［J］. Am J Clinoncol, 2018, 41（8）: 807-812.

病例六 莫待无花空折枉枝

病人，女，24 岁，未婚，G_4P_0，LMP：2013-01-15。

初诊

【主诉】人工流产术后无月经来潮半年。

【现病史】病人 15 岁初潮，经期 5～6 天，30 天行经 1 次，量中等，无痛经。18 岁开始有性生活，男方体外射精避孕。19 岁早孕，药物流产 1 次；之后分别于 20 岁和 21 岁两次早孕，均行无痛人流术，术后月经周期规律，但经量较以前减少，量多时能湿透卫生巾。LMP：2013-01-15，2013-02-28 因早孕 6 周 2 天行无痛人工流产术，术后半年来一直无月经恢复，无周期性下腹痛，无潮热、出汗、头痛、泌乳等不适，体重无明显变化。曾用人工周期药物治疗 2 个周期，均无出血，近 2 个月无用药史。于 2013-09-02 日就诊。

【既往史】体健，无特殊。

【家族史】无特殊。

【查体】体格检查：身高 160cm，体重 53kg，BMI 20.7kg/m^2；双乳 V 级，均无泌乳，乳晕旁无长毛，脐下无长毛。妇科检查：外阴（-）；阴道（-）；宫颈：光滑，有中量分泌物（-）；宫体：前位，稍偏小，质中，无压痛；三合诊：双侧附件区（-）。

【临床思路】病人年轻，宫腔手术操作后出现继发性闭经，首先考虑子宫性闭经可能性大，下一步通过性激素六项、血 HCG、甲状腺功能、盆腔超声检查，排除其他原因引起的闭经及其相应的鉴别诊断。

【处理】查性激素六项、血 HCG 和甲状腺功能，盆腔超声，BBT。

第二次就诊

【检查结果】性激素六项：FSH 4.5IU/L，LH 5.52IU/L，E$_2$ 155.02pg/ml，P 14.85ng/ml，PRL 15.2ng/ml，T 0.33ng/ml。血 HCG（-）；甲状腺功能（-）；盆腔超声检查：子宫大小 4.5×3.9×4.3cm^3，形态正常，内膜厚 3mm，双侧附件未见异常包块。

【复诊考虑】E$_2$ 155.02pg/ml，P 14.85ng/ml，提示病人性激素处于黄体期；多次人流史，既往雌、孕激素治疗亦无撤退出血，支持诊断子宫性闭经。由于肾上腺疾病也会导致孕激素升高，需要排除。

【处理】

（1）向病人解释疾病的诊断及可能的原因。

（2）继续测定 BBT，解释可能几天后，若 BBT 处于下降期，立即返诊，同时抽血查 FSH、LH、E_2、P。

第三次就诊（2013-09-11）

BBT 显示病人 9 月 9 日体温开始下降。9 月 11 日抽血查性激素：FSH 6.43IU/L，LH 4.57IU/L，E_2 35.45pg/ml，P 0.35ng/ml。

【复诊考虑】BBT 曲线已下降，说明 BBT 双相，再次查性激素显示早卵泡期水平，提示卵巢功能正常，孕激素正常。

【诊断】继发闭经（子宫性，内膜损伤）。

【后续治疗】待化验正常后，行宫腔镜检查见宫腔内布满纤维束状粘连，予微型剪刀、针状电极对粘连组织实施分离，恢复正常宫腔形态；乳腺超声（－），肝功能、肾功能、血脂检查均正常，术后予戊酸雌二醇（5mg，tid，口服）。用药 3 个多月，抽血查 E_2 水平 1884pg/ml（提示药物在血中浓度远远超过生理水平），复查盆腔超声，子宫内膜厚度 3～4mm，孕激素撤退试验无出血，说明内膜对大剂量雌激素刺激无反应。后给予干细胞治疗 3 个疗程，月经恢复，但月经量仍少，仅用护垫即可；月经中期，超声监测卵泡成熟时内膜厚度 5mm。

【病例分析】

（1）病例特点：病人 24 岁，年轻育龄妇女，多次宫腔操作史，末次人流术后无月经来潮半年；性激素水平正常；甲状腺功能（－）；HCG（－）；盆腔超声（－）；BBT 双相；雌孕激素药物撤退试验阴性。

（2）诊断：子宫性继发闭经（内膜损伤）。

（3）鉴别诊断：病人为继发闭经，妇科检查、超声检查无异常，可以排除下生殖道异常性闭经；FSH 与 LH 水平正常，黄体期水平的雌、孕激素表现，可以排除中枢性和卵巢性闭经；甲状腺功能正常可以排除甲状腺功能异常导致的月经紊乱。

HCG（－）可排除妊娠。

（4）讨论：出现子宫性闭经常见的原因是多次的宫腔操作或严重的结核菌感染，由于其损伤子宫内膜基底层，无内膜的功能层生长，所以常伴有宫腔粘连。病人无保护措施的性生活，多次妊娠行人工流产手术，最后造成子宫性闭经，实属不该，需要加强对青年人的性教育及避孕措施的知识普及。

宫腔粘连（IUA），又称 Asherman 综合征，宫腔镜下分离宫腔粘连可以恢复宫腔正常形态。如果子宫内膜损伤面积过大而完全裸露，即使手术恢复了宫腔形态，原来损伤的子宫内膜也常难以修复，容易再次粘连，需要采用一些干预措施以促进修复，减少再次粘连。

IUA 分离手术后使用雌激素，加或不加孕激素均有助于减少再粘连形成，降低复发概率。雌激素能够促进子宫内膜生长与再生，有助于创面修复；子宫内膜基底层存在成体干细胞，在雌激素刺激下能够进行增殖分化，维持子宫内膜的再生能力，子宫内膜的增生程度与雌激素浓度成正比，如果基底层受损，则在正常生理水平的雌激素作用下，内膜再生能力较弱。该病人先是寄希望于使用大剂量雌激素治疗，但是内膜无反应，证实内膜基底层严重损伤，药物治疗效果不好。近年来，由于干细胞等再生医学的蓬勃兴起，子宫内膜干细胞治疗成为薄型子宫内膜治疗研究的热点。骨髓间充质干细胞首先被应用于薄型子宫内膜的实验性治疗，其可能是通过迁移分化和免疫调节的功能对薄型子宫内膜产生治疗作用。此外，目前月经血干细胞、人胚胎干细胞、脐带间充质干细胞也在被不断深入研究中。在干细胞治疗广泛应用于临床之前，尚需要更多的有效性及安全性验证。

（赵银卿　邓成艳）

【参考文献】

[1] liu SM. Factors Associated with Effectiveness of Treatment and Reproductive Outcomes in Patients with Thin Endometrium Undergoing Estrogen Treatment［J］. Chin Med J, 2015, 128（23）: 3173–3177.

[2] Erinn M, Bradley S. Comprehensive management of severe Asherman syndrome and amenorrhea［J］. Fertil Steril, 2012, 97（1）: 160–164.

病例七　胸前明月未孕溢乳

病人，女，25 岁，已婚，G_0，LMP：2018–12–15，PMP：2018–10–08。

初诊

【主诉】不孕 3 年，间断溢乳 2 年，月经稀发 1 年。

【现病史】病人 14 岁初潮，经期 4 ～ 6 天，28 ～ 33 天行经 1 次，量中等，无痛经。3 年前结婚，未避孕，性生活 2 ～ 3 次 / 周，一直未孕，男方检查精液正常，输卵管通液检查提示双侧输卵管通畅。2 年前无明显诱因意外发现双乳溢乳，未用药，无头痛，无视野缺损。1 年前出现月经不规律，经期 3 ～ 5 天，45 ～ 75 天行经 1 次，量少，无痛经，PMP：2018–10–08，LMP：2018–12–15。于 2019–03–18 就诊。

【既往史】体健，无用药史。

【家族史】无特殊。

【查体】身高 158cm，体重 58Kg，BMI 23.2kg/m²；面部痤疮中度，双乳 V 级，均有泌乳，乳晕周围无长毛，脐下无长毛。

妇科检查：外阴（－）；阴道（－）；宫颈：光滑；宫体：前位，大小正常，质中，无压痛；三合诊：双附件区未触及异常。

【临床思路】病人泌乳、月经失调，应查性激素（以了解催乳素水平）、HCG、甲状腺功能、肝肾功能等。

【处理】查性激素六项、HCG、甲状腺功能、肝肾功能。

第二次就诊

【检查结果】性激素六项:FSH 2.39IU/L, LH 1.10IU/L, E_2 59pg/ml, P 0.30ng/ml, T 0.29ng/ml, PRL 180ng/ml。血 HCG（－）；甲状腺功能（－）；肝肾功能（－）。

【复诊考虑】PRL 180ng/ml，血 HCG 阴性，FSH 和 LH 被抑制，可诊断为高催乳素血症；无特殊用药史；引起高催乳素血症最常见的原因是垂体催乳素瘤，故行垂体 MRI 检查。

【处理】查头颅 MRI。

第三次就诊

【检查结果】头颅 MRI（平扫＋增强）示：垂体微腺瘤 $6.7 \times 5mm^2$。

【诊断】高催乳素血症（垂体微腺瘤）；原发不孕。

【处理】

（1）解释疾病的诊断与治疗：告知病人，服用溴隐亭时，为减缓药物副反应，应从小剂量开始，逐渐增加剂量。起始剂量 1.25mg/ 天，进食时同时服用；3 天后改为 1.25mg，bid；3 天后改为 1.25mg，tid；3 天后改为 2.5mg，bid；3 天后改为 2.5mg，tid，维持。

（2）可以有规律的性生活，允许怀孕。

（3）观察月经恢复情况，避免乳房刺激。

（4）如果月经恢复后，在第 3 次月经的 2 ～ 4 天上午空腹静坐 1 小时，10 ～ 11 时抽血查 FSH、LH、E_2、T、PRL。

第四次就诊（2019-07-02）

病人述 2019 年 3 月 25 日开始按医嘱服用溴隐亭，2019 年 4 月 30 日恢复正常月经，2019 年 5 月 27 日第 2 次来正常月经，LMP：2019-06-29，2019-07-01（D3）按要求检查，结果回报：FSH 6.91IU/L；LH 3.96IU/L，E_2 46.52pg/ml，T 0.42ng/ml，PRL 5.13ng/ml。

【复诊考虑】病人用溴隐亭 3 个多月，月经恢复，复查 PRL 为 5.13ng/ml，说明对药物敏感，治疗有效，可以减量 1/3。

【处理】

（1）解释病情，PRL 下降至水平，药物可以减量，改为口服溴隐亭 2.5mg，bid。

（2）测定 BBT，有规律的性生活；如果月经过期，及时返诊。

（3）3 个周期后，如果来月经，在第 2 ～ 4 天上午空腹静坐 1 小时，10 ～ 11 时抽血查 FSH、LH、E_2、T、PRL。

第五次就诊（2019-10-11）

病人述服用溴隐亭期间，月经规律，PMP：2019-08-30（量正常），LMP：2019-10-02（量少），2019-10-09 检查结果：FSH 1.35IU/L，LH 0.25IU/L，E_2 346.52pg/ml，T 0.67ng/ml，PRL 35.32ng/ml。BBT 双相，至今已上升 20 天。

【复诊考虑】病人服用溴隐亭期间，月经恢复，有排卵，有机会怀孕。2019-08-30 来月经正常，2019-10-02 阴道出血，量少，查 FSH 1.35IU/L、LH 0.25IU/L（被抑制得比较低），而 E_2 346.52pg/ml，虽然未查孕酮，也可以推测可能是怀孕，马上抽血查 HCG、雌激素、孕激素。

【处理】查 E_2、P、HCG、PRL。

【检查结果】E_2 381.46pg/ml，P 33.46ng/ml，HCG 1846IU/L，PRL 33.67ng/ml。

【后续治疗】告知已怀孕，少许出血，先兆流产，孕酮水平正常，暂时观察，停用溴隐亭，至产科就诊。

【病例分析】

（1）病例特点：病人 25 岁，年轻女性，G_0，结婚 3 年不孕，间断溢乳 2 年，月经稀发 1 年。性激素水平提示 PRL 升高，FSH 和 LH 被抑制；甲状腺功能（−）；肝肾功（−）；头颅 MRI 可见垂体微腺瘤；盆腔超声（−）。

（2）诊断：高催乳素血症（垂体微腺瘤）；原发不孕。

（3）鉴别诊断：排除引起高催乳素血症的其他原因，包括生理性、药物性、特发性、病理性等因素。

生理性高催乳素血症： 进食、睡眠、乳头刺激、性生活、运动、情绪波动、应急、妊娠、哺乳均可以引起催乳素水平升高。除妊娠、哺乳引起的高催乳素血症外，一般生理性催乳素升高以 PRL < 100ng/ml 为标准，若是应急所引起的催乳素升高，均在静坐 1 小时后降为正常。该病人无妊娠、哺乳经历，控制抽血条件，检查血 PRL > 100ng/ml，MRI 提示垂体微腺瘤，故可除外生理因素引起的高催乳素血症。

药物性高催乳素血症： 如雌激素类药物和口服避孕药（雌激素是催乳素的刺激因子）、抗精神类药物、消化系统类药物等，可通过拮抗下丘脑多巴胺或增强催乳素释放因子（PRF）刺激而引起高催乳素血症。药理性高催乳素血症病人有明确的服药史。由于疾病的治疗需要，药物引起的高催乳素血症及月经异常，临床上仅采取对症处理，不需停药，也不能使用多巴胺受体激动剂治疗。

特发性高催乳素血症：指反复检查血 PRL 水平增高，但不伴有其他症状和体征，未发现使血 PRL 水平升高的原因。特发性高催乳素血症病人月经规律，卵巢功能正常，排卵及黄体期正常。部分病人自然转归良好；部分病人随诊中可能出现月经紊乱，或发现垂体微腺瘤，或诊断为大分子高催乳素血症。

病理性高催乳素血症：①下丘脑或邻近部位疾病：如颅咽管瘤、神经胶质瘤等压迫第三脑室，切断 PIF 分泌，导致 PRL 升高；头部外伤引起垂体柄切断催乳素抑制因子（PIF）分泌，导致 PRL 升高；脑膜炎、结核、组织细胞增多症或头部放疗等因影响 PIF 的分泌，导致 PRL 升高；下丘脑功能失调如假孕，也会引起 PRL 升高。该病人 MRI 检查可除外以上肿瘤和疾病，无下丘脑功能失调病史。②垂体疾病：如空蝶鞍综合征，其原发性因鞍隔先天性解剖缺陷所致，继发性因鞍内肿瘤经放疗、手术或自发梗死后，或妊娠时垂体增大产后复旧缩小等情况，使鞍区内空间增大，颅压升高引起脑脊液进入鞍内，垂体柄受压而导致 PRL 升高。该病人无妊娠史，虽有手术史，但 MRI 示无蝶鞍部位的改变，故可以除外空蝶鞍综合征。③多囊卵巢综合征：大部分 PCOS 病人表现月经异常，如月经稀发、闭经。其中 6% ~ 20% 可出现轻度高 PRL 血症，这可能因持续雌激素刺激 PRL 分泌细胞敏感性增高所致。可通过 PCOS 病人的性激素特点或临床表现以及盆腔超声的卵巢多囊样改变相鉴别。④其他：如原发性甲状腺功能低减，促甲状腺激素释放激素（TRH）水平升高，引起 PRL 细胞增生，垂体增大，约 40% 的病人血 PRL 水平升高；慢性肾功能不全，PRL 代谢减慢，70% ~ 90% 的病人有高催乳素血症，一般 < 100ng/ml，肾透析

后不下降，肾移植后可下降；肝硬化、肝性脑病者，5%～13%有高催乳素血症；异位 PRL 分泌，见于支气管癌、肾癌、卵巢畸胎瘤等，突变的肿瘤细胞促进 PRL 转录因子转录；胸壁创伤、带状疱疹、神经炎、乳腺手术、长期乳头刺激等也可能导致 PRL 水平升高。以上疾病可以通过相关检查如甲状腺功能、肝肾功能及专科检查相鉴别。

（4）讨论：高催乳素血症是各种原因引起的外周血 PRL 水平持续增高的状态。正常育龄期妇女血清 PRL 水平一般低于 30ng/ml。测定血 PRL 水平时，为排除生理因素导致的 PRL 水平升高，规范的标本采集至关重要，尤其是 PRL 水平轻度升高时，需要重复测定，以两次测定的低水平为确诊参考。测定血 PRL 水平时，采血有严格的要求，即如果有月经，在月经第 2～4 天上午空腹静坐 1 小时，10～11 时抽血。除外生理性高催乳素血症后，可通过头颅 MRI 对垂体情况进行检查，催乳素腺瘤根据大小分为微腺瘤、大或巨大腺瘤。

有症状的高催乳素血症病人需要治疗，只要没有压迫症状，首选多巴胺受体激动剂治疗，常用药是溴隐亭（美国食品药品监督管理局唯一批准妊娠期允许使用的多巴胺激动剂），可抑制垂体 PRL 分泌和 PRL 瘤细胞增殖，从而缩小瘤体，若快速停用多巴胺激动剂，肿瘤会继续生长。5% 的病人对溴隐亭不耐受或不敏感，可更换为卡麦角林等其他药物或手术治疗。

催乳素微腺瘤病人在药物治疗过程中月经规律、排卵恢复，可随时妊娠。若仍有排卵障碍，对有生育要求的病人可采用药物诱导排卵。一旦妊娠，可直接停药并随诊观察，因妊娠期腺瘤增大概率约为 2%，故不必定期检测 PRL 水平；而 PRL 大腺瘤病人应先治疗，待肿瘤缩小至微腺瘤后再妊娠，确定妊娠后

可以选择停药，但因大腺瘤病人怀孕后瘤体增长可能性达 25%
以上，故需密切随诊观察，监测 PRL 水平，亦可继续使用药
物。总之，妊娠后应注意有无头痛、视力障碍等表现，若出现
此类症状，应及时检测 PRL 水平，复查视野、头颅 MRI 检查明
确病变范围。如垂体瘤增大，可再用药物治疗以缩小增大的瘤
体，不推荐妊娠期进行外科手术减容，因为风险高于药物治疗。
若控制不满意或视野缺损严重，可急症手术减压，但不必终止
妊娠。

母乳喂养不会增加高催乳素血症的复发率，故分娩后可以
哺乳。PRL 瘤病人产后停止哺乳后，视月经恢复情况复查性激
素水平。若月经不恢复，PRL 水平高，可查头颅 MRI，继续用
多巴胺激动剂治疗；如仅有泌乳而无其他症状，可以随诊观察，
避免乳房刺激。

（王玮　邓成艳）

【参考文献】

Melmed S，Casanueva F，Hoffman A，et al. Diagnosis and
treatment of hyperprolactinemia：an Endocrine Society Clinical
Practice Guideline[J]. J Clin Endocrinol Metab，2011，96（2）：
273-288.

病例八　楚女纤腰天癸时逸

病人，女，26 岁，已婚，G_0，LMP：2019-01-11。

初诊

【主诉】 减体重后停经 6 个月。

【现病史】 病人 14 岁初潮，经期 5 ～ 6 天，30 ～ 32 天

行经 1 次，经量中等，无痛经。结婚 2 年，G_0，工具避孕中。
2018 年 2 月因肥胖（体重 90kg，身高 165cm，BMI 33.06kg/m^2）
开始运动减肥及节食，2018 年 2 月至 2018 年 12 月减体重期
间，月经正常。PMP：2018-12-10（经量及经期正常）；LMP：
2019-01-11（经量少，仅用护垫即可，2 天干净）。之后停经
至今，服用中药治疗无效，于 2019-07-24 就诊。

【既往史】健康，无特殊。

【家族史】无特殊。

【查体】体格检查：一般情况可，消瘦，身高 165cm，体重
48kg，BMI 17.63kg/m^2；双乳 V 级，乳晕旁无长毛，均无泌乳，
脐下无长毛。妇科检查：外阴（–）；阴道：黏膜红，分泌物少；
宫颈：光滑；宫体：前位，偏小，质中，活动可；三合诊：双
附件未及异常。

【临床思路】停经超过 6 个月即可诊断闭经，且生殖系统的
5 个部位功能出现异常均可导致闭经。病人年轻女性，减体重后
出现继发性闭经，首先考虑下丘脑闭经可能性大，下一步通过
查性激素六项、血 HCG、甲状腺功能、头颅 MRI、盆腔超声，
排除其他原因引起的闭经及其相应的鉴别诊断。

【处理】空腹查性激素六项、血 HCG 和甲状腺功能，行盆
腔超声、垂体 MRI。建议慢慢恢复体重至标准状态。

第二次就诊

【检查结果】性激素六项：FSH 4.35IU/L，LH 1.43IU/L，
E_2 20.43pg/ml，P 0.56ng/ml，PRL 4.01ng/ml，T 0.42ng/ml。
血 HCG（–）。甲状腺功能（–）。盆腔超声检查：子宫前位，大
小 4.1×2.7×4.1cm^3，肌层回声尚均，内膜厚 4mm；双侧卵巢
未见明显异常；提示：未见明显异常。垂体 MRI：无异常发现。

【复诊考虑】从上述检查结果提示病人为低促性腺激素、低雌激素水平状态的中枢性闭经。但偶有月经正常的女性，月经周期第 2 天性激素水平测定也可以表现这种状态。如何鉴别子宫内膜有没有受到内源性生理水平的雌激素作用，初步判断用黄体酮撤退试验检验。

【处理】

（1）黄体酮撤退性试验：黄体酮 20mg，肌内注射，每日 1 次（qd），连用 3 天，停药观察至 2 周有无少许撤退性出血；

（2）告知病人先进行试验性治疗，虽然极有可能注射药物后无撤退性出血，但这个步骤是必须进行的。如发生撤退性出血，则提示体内雌激素可维持生理需求，属于无排卵性月经紊乱，可采用后半周期孕激素定期撤退控制月经周期等方法；如果停药后等待 2 周以上都无阴道少许出血，则可以开始进行人工周期治疗，如戊酸雌二醇片 / 雌二醇环丙孕酮片，或雌二醇片 / 雌二醇地屈孕酮片（雌激素剂量 2mg 型）服用 1 个周期，停药后观察有无出血，之后再复诊。

第三次就诊（2019-08-30）

病人述上次用黄体酮药物后等待了 2 周，无撤退性出血，之后进行人工周期来月经，已用 1 次人工周期，体重无明显增加。

【复诊考虑】病人是低促性腺激素、低雌激素水平状态的下丘脑或垂体性闭经，若要明确是下丘脑性闭经还是垂体性闭经，需要进行 GnRH 激发试验。

【处理】简化 GnRH 激发试验：用药前抽血，给予短效 GnRH-a 制剂 0.1mg 皮下注射后 40 分钟再次抽血，查 FSH 与 LH 水平。

【检查结果】0 分钟：FSH 3.25IU/L，LH 0.43IU/L；40 分钟：FSH 6.42IU/L，LH 13.21IU/L。说明垂体对 GnRH-a 有反应，提示下丘脑性闭经

【诊断】功能性下丘脑性闭经。

【治疗】

（1）加强营养，恢复体重，标准体重应为 59kg 左右。

（2）人工周期治疗，戊酸雌二醇片 / 雌二醇环丙孕酮片，或雌二醇片 / 雌二醇地屈孕酮片（雌激素剂量 2mg 型）服用。

（3）待体重恢复至标准状态后，可以停药观察月经恢复情况。

【病例分析】

（1）病例特点：病人 26 岁女性，停经 6 个月，有大幅度的减体重史，BMI 从 $33.06kg/m^2$ 降至 $17.63kg/m^2$。性激素水平提示低促性腺激素、低雌激素水平状态；甲状腺功能（-）；HCG（-）；头颅 MRI（-）；盆腔超声（-）。试验性治疗单用黄体酮撤退性出血（-），人工周期（+）。GnRH 激发试验提示垂体有反应。

（2）诊断：功能性下丘脑性闭经。

（3）鉴别诊断：病人为继发性闭经，无手术史，可以排除下生殖道粘连性闭经；人工周期（+）可以排除子宫性闭经；FSH 与 LH 水平不高，可以排除卵巢性闭经；GnRH 激发试验提示垂体有反应，可以排除垂体性闭经；甲状腺功能正常可以排除甲状腺功能异常导致的月经紊乱；HCG（-）可排除妊娠。

（4）讨论：正常月经由下丘脑 - 垂体 - 卵巢轴之间的互相调节控制。任何因素直接或间接影响下丘脑或垂体功能，均可导致下丘脑分泌促性腺激素释放激素，或垂体前叶分泌促性腺

激素的低下或紊乱，进而出现中枢性停经或闭经。如环境变迁、精神创伤、过度劳累、神经性厌食的体重急剧下降等，都可能引起功能性下丘脑性闭经。中枢神经对体重下降较敏感，1年内体重下降10%左右，即使仍在正常范围也可能引发闭经，或体脂丢失30%时也可能出现闭经。另有研究提示，强烈运动的同时不适当的限制能量摄入（低能量摄入）比体脂减少更易引起闭经。在人体的八大系统里，生殖系统相对而言最不重要，当机体处于能量不足状态下（特别消瘦时），机体自动关闭不重要的系统，从而保证重要系统的能量供给；精神打击、环境改变等可引起内源性阿片类物质、多巴胺和促肾上腺皮质激素释放激素水平应激性升高，从而抑制下丘脑GnRH的分泌，相应的垂体促性腺激素分泌不足，导致卵泡生长发育障碍而致应激性闭经。以上因素导致的闭经均属于功能性下丘脑闭经，去除导致功能性下丘脑闭经的因素，绝大多数可以逆转。在调整恢复过程中，由于体内雌激素水平低下，可采用雌、孕激素周期性治疗，来维持机体的生理需求，等待不利因素如体重恢复去除后，大多数可以自主恢复月经。

（张巧利　邓成艳）

【参考文献】

［1］Lania A, Gianotti L, Gagliardi I, et al. Functional hypothalamic and drug-induced amenorrhea: an overview［J］. J Endocrinol Invest, 2019, 42（9）: 1001-1010.

［2］Gordon C, Ackerman K, Berga S, et al. Functional Hypothalamic Amenorrhea: An Endocrine Society Clinical Practice Guideline［J］. J Clin Endocrinol Metab, 2017, 102

（5）：1413-1439.

［3］Shufelt C，Torbati T，Dutra E. Hypothalamic Amenorrhea and the Long-Term Health Consequences［J］. Semin Reprod Med.2017，35（3）：256-262.

病例九 临盆婴诞血流漂杵

病人，女，34 岁，G_2P_2，LMP：2013-02-18。

初诊

【主诉】剖宫产术后 6 个月，潮热出汗 1 月余。

【现病史】病人 2014-11-07 因"孕 37 周，双胎妊娠，剖宫产史"而择期行剖宫产术，娩出第 2 个胎儿后发现部分胎盘粘连，剥离胎盘后出现剥离面出血活跃、子宫收缩乏力，立即给予按摩子宫、宫腔填纱、缩宫素等促进子宫收缩，同时给予快速补液，输入红细胞压积 10U、血浆 1000ml，血小板 1U。上述处理后出血明显减少，术中及术后 24 小时内出血累计 2500ml。之后再次输全血 800ml，至复查血色素维持正常。术后第 3 天病人出现晨起头晕，无黑蒙及意识丧失，持续性低钠血症、尿量大于 2500ml/24h。请内分泌科会诊，经检查，考虑为一过性肾缺血造成肾小球、肾小管坏死，处于肾功能恢复期（多尿期），同时存在全垂体前叶功能减退。予氢化可的松（100mg，qd）及对症处理，出院时予泼尼松 5mg（8AM）+2.5mg（2PM），左甲状腺素钠片 25μg，qd。

病人分娩后一直无乳汁，产后 14 天恶露净，量正常。产后 42 天未遵医嘱复诊，但是一直遵医嘱规律口服泼尼松及左甲状腺素钠片。至今已产后 6 个月，无月经复潮。近 1 个月出现轻微潮热、汗多，10 ～ 15 次 / 天。尿量 1000 ～ 1500ml/ 日，大便正常。

【既往史】月经 14 岁，经期 5 天，30 天行经 1 次，量中等，无痛经。25 岁结婚，2011 年因"漏斗骨盆"剖宫产 1 次，手术顺利。

【家族史】无特殊。

【查体】体格检查：一般情况可，身高 163cm，体重 55kg，BMI 20.7kg/m²；双乳 V 级，溢乳（－），乳晕旁、脐周无长毛，腋毛稀疏。妇科检查：外阴：阴毛稀疏；阴道：黏膜充血，无明显分泌物；宫颈：光滑；宫体：中位，偏小，活动可，无压痛；三合诊：双附件（－）。

【临床思路】病人曾因双胎足月妊娠，择期剖宫产，术中发现胎盘粘连、子宫收缩乏力，导致术中及术后出血量大。经积极抢救后第 3 天，出现低钠血症、尿量增多，内分泌科医生会诊，以鉴别上述症状为垂体源性还是其他原因造成，同时对垂体功能进行全面评估，结果发现其多尿低钠由肾功能受损造成，而非垂体后叶功能受损所致，但垂体前叶（腺垂体）功能受损也得以及时发现。

病人门诊就诊时诊断明确，分娩大出血造成垂体前叶功能低下。因及时给予甲状腺激素和糖皮质激素，故就诊时除了雌激素低下的症状，其他全身症状并不明显。肾上腺与甲状腺方面的问题由内分泌科来管理。妇科方面在安全性检查后给予人工周期。

【处理】查性激素、肝肾功能，盆腔超声，垂体 MRI。

第二次就诊

【检查结果】性激素六项：FSH 0.99IU/L（降低），LH 0.6IU/L（降低），E_2 8.5pg/ml（降低），P 0ng/ml，PRL 4.3ng/ml，T＜0.1ng/ml。

肝肾功能、电解质、血糖、血脂均（－）。盆腔超声：子宫大小 $4.5 \times 4.6 \times 5 cm^3$，内膜 0.4cm，回声均匀，双侧卵巢未见明显异常。垂体 MRI：垂体形态饱满，上缘隆起，高度约 1cm，垂体内信号不均，增强扫描周边可见环形强化，中央可见不规则点片状强化；提示：垂体异常改变。

【复诊考虑】上述结果提示病人为低促性腺激素、低雌激素性闭经。病人无生育要求，伴潮热、出汗等症状，无性激素治疗禁忌证，予人工周期补充生理需求。

【诊断】席汉综合征。

【处理】

（1）予人工周期用药，如雌二醇片 / 雌二醇地屈孕酮片（雌激素剂量 2mg 型），每日 1 次，长期服用，每年行安全性检查。

（2）内分泌科就诊，调整肾上腺及甲状腺方面用药。

【病例分析】

（1）病例特点：病人 34 岁女性，G_2P_2。第 2 次剖宫产术中及术后出血 2500ml，产后 7 天内性激素、甲状腺激素及皮质激素均呈低水平。产后无乳汁分泌，产后半年无月经复潮，伴潮热、出汗症状。妇科检查及超声提示雌激素低下表现，性激素提示低促性腺激素、低雌激素水平。

（2）诊断：席汉综合征。

（3）鉴别诊断：本病应与功能性下丘脑性闭经、淋巴细胞性垂体炎等鉴别。

功能性下丘脑性闭经：是各种应激因素抑制下丘脑 GnRH 分泌引起的闭经，需要排除下丘脑垂体器质性病变。大多存在诱发因素，如应激、剧烈运动、神经性厌食、体重过低等，性激素提示 FSH 和 LH（尤其是 LH）降低，低雌激素水平。该病人有明确的产后出血病史，全垂体前叶功能低下，故不考虑功能性下丘脑性闭经诊断。

淋巴细胞性垂体炎：表现为以垂体前叶功能减退及蝶鞍占位性病变为特征，如剧烈头痛、进行性加重的视力下降和视野缺损、多饮、多尿等表现，可同时伴有其他自身免疫性疾病。病因不详，可能与垂体的自身免疫有关，好发于妊娠和产后女性。辅助检查可见促肾上腺皮质激素、皮质醇、促甲状腺激素、甲状腺激素、FSH、LH 和 E_2 水平均降低，PRL 水平大多正常，少数增高；可同时存在肾上腺、甲状腺及抗核抗体等自身抗体；MRI 可见垂体、垂体柄对称性、均匀性增大。病理学检查可明确诊断。

席汉综合征和淋巴细胞性垂体炎均可表现为垂体－肾上腺轴、垂体－甲状腺轴、垂体－卵巢轴功能低下，但前者多伴有产后出血史，而后者无上述病史；前者垂体和相关腺体的自身抗体阴性，而后者为阳性；前者 PRL 水平低、无泌乳，而后者 PRL 水平多正常，少数增高。因此，二者不难鉴别。

（4）讨论：席汉综合征是产科医生较为熟悉的一种产后出血并发症，常见症状包括无泌乳、轻微头痛、易疲劳、反应迟缓和闭经等。尽管由于产科医疗手段的进步，席汉综合征的发病率有所下降，但仍是垂体功能减退的重要原因之一。在出血量达 1000 ～ 2000ml 并伴有低血压的产妇中，有 1% ～ 2% 会出现席汉综合征。其从产后出血到出现症状并开始治疗大多间隔数年（2 ～ 40 年），而产后 6 周以内出现症状者称为急性席汉综合征。该病人产后出血 2500ml，于产后第 3 天出现症状，属于罕见的急性席汉综合征。

垂体通过颈内动脉的两个分支，即垂体下动脉和垂体上动脉接受血液供应。垂体下动脉向垂体柄和垂体后叶供血；垂体上动脉穿过下丘脑，形成一个由毛细血管组成的门静脉系统，沿着柄部流向垂体前叶，在静脉压下灌注垂体前叶，这样的血管结构使其在长期动脉低血压或静脉淤血的情况下易受缺血影响。另外，处在相对狭窄的鞍区内的垂体，在孕期体积比非孕期增加36%，使得鞍区内压力增加、下丘脑－垂体压力梯度降低，从而更容易受缺血和低血压影响。产后垂体坏死可能或多或少地保留某些功能的完整性，一般最早受影响的是分泌催乳素的细胞和分泌FSH、LH的细胞。临床中大多数病人的首发症状是无乳汁分泌和雌激素低下的表现。如果合成促甲状腺激素和促肾上腺皮质激素的细胞受损，则会出现甲状腺、肾上腺功能低下，引起乏力、虚弱、淡漠、记忆力减退、体重下降等症状。

理论上，垂体破坏50%以下者多无症状；破坏75%左右者，会出现明显症状；一旦超过95%，则会有明显的全垂体功能减退的表现。但是在临床工作中，这个破坏比例是很难界定的，只能以病人的症状、体征为线索，尽早发现。产后复查时，不能忽视对产妇乳量的询问，对于乳量少甚至无乳汁而月经未恢复者，应当详细询问分娩经过，必要时增加社区或医院随访次数，以期尽早发现相关问题。糖皮质激素补充和甲状腺激素补充由内分泌科医生处理。无性激素应用禁忌证者可给予相应补充以避免雌激素低下而导致潮热、出汗、泌尿生殖系统萎缩等症状，保护骨量；若有生育要求者，可能需要求助于生殖中心系统治疗。

（马琳琳　邓成艳）

【参考文献】

[1] Honegger J, Giese S. Acute pituitary disease in pregnancy: how to handle hypophysitis and Sheehan's syndrome [J]. Minerva Endocrinol, 2018, 43（4）: 465-475.

[2] Matsuzaki S, Endo M, Ueda Y, et al. A case of acute Sheehan's syndrome and literature review: a rare but life-threatening complication of postpartum hemorrhage [J]. BMC Pregnancy Childb, 2017, 17: 188.

[3] Kumar N, Singh P, Kumar J, et al. Recurrent hypoglycaemia: a delayed presentation of Sheehan syndrome [J]. BMJ Case Rep, 2014.

病例十　风情纵有良辰虚设

病人，女，28 岁，已婚，G_0，LMP：2018-09-20。

初诊

【**主诉**】月经不规律 3 年，停经 9 个月，未避孕未孕 2 年。

【**现病史**】病人 13 岁初潮，经期 6 天，30 ～ 32 天行经 1 次，量中等，无痛经。3 年前无明显诱因月经周期进行性延长至 60 ～ 90 天，经期不变，开始单用孕激素定期撤退出血阳性，用至半年后无效，改用人工周期后来月经，6 个月后停药，目前已闭经 9 个月。3 周前外院查性激素六项：FSH 73.23IU/L，LH 53.38IU/L，E_2 12.98pg/ml，P 0.28ng/ml，PRL 15.8ng/ml，T 0.34ng/ml；HCG（－）；甲状腺功能正常；肝功能、肾功能、血脂均正常，给予肌内注射黄体酮撤退性出血试验阴性；染色体 46，XX。

病人结婚 5 年，曾工具避孕，2 年前解除避孕，性生活 2 ～ 3 次 / 周，至今未孕，输卵管碘油造影提示双侧输卵管通畅；男方精液结果正常。

【既往史】体健，否认其他疾病。无药物过敏史。

【家族史】无特殊。

【查体】体格检查：身高 164cm，体重 60kg，BMI 22.31kg/m²；面部无痤疮；双乳 V 级，无溢乳，乳晕旁及脐下无长毛。妇科检查：外阴（ － ）；阴道：分泌物少；宫颈：光滑；宫体：前位，偏小，质中，无压痛；三合诊：双附件区未及明确包块，无压痛。

【临床思路】病人既往月经规律，3 年前开始月经周期进行性延长，进展到闭经，3 周前性激素结果提示高促性腺激素、低雌激素性激素水平，考虑卵巢性闭经，进一步需检查目前卵巢状态、AMH、子宫双附件超声，寻找原因。

【处理】查性激素六项、AMH，盆腔超声。

第二次就诊

【检查结果】FSH 86.32IU/L，LH 40.67IU/L，E_2 10.37pg/ml，P 0.14ng/ml，PRL 12.31ng/ml，T 0.34ng/ml；AMH2.45ng/ml；盆腔超声：子宫大小 $5.3 \times 4.8 \times 3.6cm^3$，子宫内膜 2mm，左卵巢大小 $2.5 \times 2.8cm^2$，右卵巢大小 $2.8 \times 3.1cm^2$，双卵巢均可见 7 ～ 9 个小卵泡。

【复诊考虑】病人两次性激素结果均提示高促性腺激素、低雌激素性激素水平，但是 AMH 水平及超声的卵泡数量与高 FSH 水平相矛盾，不符合早发性卵巢功能不全或卵巢早衰的表现，考虑卵巢抵抗综合征。

【诊断】卵巢抵抗综合征；原发不孕。

【处理】

（1）人工周期维持生理需求：雌二醇片 / 雌二醇地屈孕酮片（雌激素剂量 2mg 型）1 片，每日 1 次。

（2）向病人详细解释如何解决生育问题及各种方法的利弊及费用。辅助生殖技术方面选择未成熟卵的体外培养或接受赠卵，或领养孩子。

【后续治疗】

（1）病人及家属经过慎重考虑，选择辅助生殖技术中未成熟卵的体外培养方法尝试妊娠。

（2）完成 IVF 技术的术前化验后，签署 IVF-ET 治疗知情同意书。进入 IVF-ET 治疗周期。启动大剂量外源性促性腺激素刺激卵巢，用药 12 天，超声提示双侧卵巢卵泡无明显增大，双侧卵巢均见 5 ～ 7 个小卵泡，子宫内膜厚 3mm。

（3）注射外源性人绒毛膜促性腺激素后 38 小时，经阴道后穹窿穿刺取出未成熟卵子，并进行未成熟卵体外培养（IVM）及相关处理，获得胚胎后移植，妊娠至足月分娩。

【病例分析】

（1）病例特点：病人 28 岁女性，继发闭经，原发不孕。性激素检查提示高促性腺激素、低雌激素性闭经；AMH 水平及双卵巢小卵泡数正常；甲状腺功能正常；染色体 46，XX。人工周期治疗有撤退性出血。

（2）诊断：卵巢抵抗综合征；原发不孕。

（3）鉴别诊断：本病应与早发性卵巢功能不全、卵巢早衰等鉴别。

早发性卵巢功能不全（POI）：指女性 40 岁之前出现卵巢功能减退，表现为月经异常（闭经、月经稀发或频发）、促性腺激素水平升高（FSH > 25IU/L）（测定 2 次）、雌激素水平波动性下降；AMH 水平低下，窦卵泡数极少。而该病人虽然处于高促性腺激素、低雌激素性状态，但是 AMH 水平及双卵巢小卵泡数正常，故不支持 POI 的诊断。

卵巢早衰： 为卵巢功能的提前衰竭，临床表现为 40 岁之前绝经（停经 1 年以上）；高促性腺激素、低雌激素水平，窦卵泡数极少，甚至没有窦卵泡；AMH 水平低下。该病人因用人工周期来月经，故无法判断是否已达停经 1 年以上；仅从病人的 AMH 水平、小窦卵泡数正常，就可以判定其不符合卵巢早衰。

（4）讨论：卵巢抵抗综合征（ROS）是一类较罕见的高促性腺激素性的性腺功能减退。ROS 表现为原发性或继发性闭经、正常的第二性征、与年龄相符的小窦卵泡数量、正常染色体、绝经期水平的促性腺激素升高以及对外源性促性腺激素刺激无反应。

ROS 临床表现也有异质性，如原发或继发闭经，或快速进展的月经周期延长，第二性征正常或发育不良，一些病人甚至曾经能够自然妊娠，这些均表明 ROS 的卵巢异常可能存在较大的异质性，辅助检查可发现 FSH 水平升高，病人染色体正常，卵巢内的多个窦卵泡对内源性或外源性促性腺激素的刺激不敏感，卵泡不能长大成熟，故 ROS 女性经常表现为不孕。有文献报道，极少数病例在进行性激素补充治疗过程中，有意外排卵，并且获得自然妊娠。

ROS 病人的卵泡对最大剂量的外源性促性腺激素的刺激也不敏感，因此以前只能通过接受赠卵才能实现妊娠。但随着未成熟卵体外培养（IVM）技术的逐渐发展，ROS 病人亦可通过 IVM 来获得成熟的卵子及获得妊娠。在已有的少数病例报告中，ROS 病人的卵泡对于外源性促性腺激素的刺激无反应，在经过 14～20 天的卵巢刺激后，仅能观察到小窦卵泡（直径 2～5mm），子宫内膜较薄，血清雌二醇水平低下，对于子宫内膜较薄的病人，使用外源性雌激素促进子宫内膜增厚至 8mm 以上，注射外源性 HCG 后 36～38 小时取卵，获得的不成熟卵母细胞在 IVM 培养液中进行体外成熟培养 24～48 小时后，获得的成熟卵母细胞进行卵胞浆内单精子显微注射（ICSI），发育成胚胎后移植，能够使病人获得活产。如该病人提示了 ROS 病人的颗粒细胞在体外能够对外源性促性腺激素发生反应。如果没有妊娠需求，使用人工周期可维持正常的月经周期。

（刘思邈　邓成艳）

【参考文献】

［1］Robertson D，Lee C，Baerwald A. Interrelationships among reproductive hormones and antral follicle count in human menstrual cycles［J］. Endocr Connect，2016，5（6）：98-107.

［2］Tucker E，Grover S，Bachelot A，et al. Premature Ovarian Insufficiency：New Perspectives on Genetic Cause and Phenotypic Spectrum［J］. Endocr Rev，2016，37（6）：609-635.

［3］Flageole C，Toufaily C，Bernard D，et al. Successful in vitro maturation of oocytes in a woman with gonadotropin-resistant ovary syndrome associated with a novel combination of FSH receptor gene variants：a case report［J］. J Assist Reprod Genet，2019，36（3）：425-432.

［4］Galvao A, Segers I, Smitz J, et al. In vitro maturation（IVM）of oocytes in patients with resistant ovary syndrome and in patients with repeated deficient oocyte maturation［J］. J Assist Reprod Genet，2018，35（12）：2161–2171.

病例十一　软玉温香月信紊乱

病人，女，29 岁，已婚，G_0P_0，LMP：2018–06–05。

初诊

【主诉】月经不规律 12 年，停经 3 个月后阴道流血 20 天。

【现病史】病人 14 岁初潮，经期 5 ～ 7 天，28 ～ 30 天行经 1 次，量中等，偶有痛经。17 岁开始月经不规律，经期 5 ～ 20 天，30 ～ 90 天行经 1 次，量时多时少，未治疗。19 岁时因阴道出血多，诊断为青春期功血，中度贫血，住院后予输血及对症处理治疗，之后服用短效避孕药 3 个周期，后因体重增加自行停药，改为定期服用孕激素控制月经周期，每次撤退出血 5 ～ 7 天，用药 1 年余停药，之后月经仍不规律，偶尔自行服用黄体酮胶囊。

病人 27 岁结婚，性生活 2 ～ 3 次／周，无避孕措施，有生育要求，未孕 2 年，未做相关检查。PMP：2018–04–21，LMP：2018–06–05，停经 3 个月，未行检查，无用药史，自 2018–09–06 开始阴道流血已 20 天，量时少时多，近两日量多伴有血块，自服止血药无效，于 2018-9-26 急诊就诊。

【既往史】体健，否认其他疾病，半年前查体 TCT（–）。无药物过敏史。

【家族史】父亲有糖尿病病史；母亲无特殊。

【查体】体格检查：一般情况好，神清，血压 117/76mmHg，身高 167cm，体重 65kg，BMI 23.3kg/m^2；面部无痤疮，眼睑黏膜稍苍白；双乳 V 级，无溢乳，乳晕旁及脐下无长毛。妇科检查：外阴（－）；阴道：见较多鲜血，有血块；宫颈：光滑，见鲜血自宫口流出，较活跃，宫颈无抬举痛；宫体：前位，正常大小，质中，无压痛；三合诊：双附件区未及明确包块，无压痛。

【临床思路】病人月经不规律 12 年，属无排卵性月经失调，规范用药控制周期仅 1 年余，之后未坚持用药。现停经 3 个月，阴道流血 20 天，考虑排卵障碍引起的功能失调性子宫出血可能性大；因无避孕措施，还需查 HCG 及相关的内分泌问题；查血常规确认贫血程度，排除凝血功能障碍；行超声检查除外盆腔异常。

【处理】查性激素六项、HCG、血常规、甲状腺功能，盆腔超声。

第二次就诊

【检查结果】血 HCG（－）；性激素六项：FSH 6.38IU/L，LH 7.64IU/L，E$_2$ 88.32pg/ml，P 0.56ng/ml，PRL 23ng/ml，T 0.35ng/ml；甲状腺功能（－）；血常规：HGB 89g/L，HCT 32%，余（－）；盆腔超声：子宫大小 5.3×4.5×3.4cm^3，子宫内膜 8mm，左卵巢大小 2.6×2.0cm^2，右卵巢大小 3.0×2.1cm^2，双卵巢均可见 7～8 个小卵泡。

【复诊考虑】上述检查结果已除外了妊娠、宫腔肌瘤或息肉、血液、甲状腺、肾上腺（无高孕、高雄激素水平）等疾病引起的阴道流血；但尚不能除外内膜病变的问题（病人已月经不规律 12 年）。目前血常规示 HGB 89g/L、HCT 32%，为中度贫血。先尝试给予二联撤退止血；同时给予铁剂纠正贫血。暂时不用避孕药，也不考虑诊断性刮宫。

【诊断】月经失调；中度贫血；原发不孕。

【处理】

（1）黄体酮注射液 20mg/ 天，肌内注射 5 天，如果药房有丙酸睾丸酮，后 3 天加用丙酸睾丸酮 25mg/ 天，肌内注射 3 天。

（2）止血药：氨甲环酸 0.5mg，tid（出血时用）。

（3）琥珀酸亚铁 0.2g，tid，用至贫血已纠正。

（4）加强营养。

（5）向病人解释：注射黄体酮期间，出血可能停止或明显减少，停止注射后数天内会再次阴道出血，观察再次出血几天干净，如果 7 天左右干净，继续测定 BBT，从再次出血的第 1 天计算为周期第 1 天，在周期的二十多天返诊；如果超过十几天仍不干净，则及时返诊；若有其他异常情况，应及时就诊。

第三次就诊（2018-10-31）

病人述 2018 年 9 月 26 开始注射黄体酮，9 月 27 日出血明显减少，9 月 28 日阴道流血停止，9 月 30 日末次注射黄体酮与丙酸睾丸酮。10 月 3 日再次阴道流血，量不多，第 6 天干净。10 月 12 日复查血常规：HGB 130g/L；超声子宫内膜厚 6mm，三线征明显，无异常发现；BBT 至今仍单相。

【复诊考虑】病人使用药物性刮宫，1 周内出血停止，超声内膜无异常发现，暂时除外子宫内膜问题；复查血色素恢复正常，除外造血系统问题。测 BBT 二十多天仍单相，考虑排卵障碍，本周期先用孕激素撤退。加之已有 2 年未孕，故需要进行相关检查，以便决定是否能够诱导排卵。

【诊断】排卵障碍性异常子宫出血（AUB-O）；原发不育。

【处理】

（1）黄体酮胶囊 100mg/ 次，tid，用 14 天。

（2）再次来月经第 2 ～ 4 天空腹抽血复查性激素，待结果回报后及时返诊。

（3）丈夫检查精液，3 ～ 5 天不排精时查。

第四次就诊（2018-11-21）

病人述 2018 年 11 月 1 日开始用药，共用 14 天后停药，11 月 17 日来月经，11 月 19 日查性激素六项：FSH 5.02IU/L，LH 4.34IU/L，E_2 44pg/ml，T 0.39ng/ml，P 0.23ng/ml。丈夫精液检查正常：密度 34×10^6/ml，a+b：45%。

【复诊考虑】病人性激素六项基本正常，丈夫精液正常，可以直接诱导排卵，尽管尚未检查输卵管（已诊断不育，需要检查输卵管），但是目前刚好是月经第 5 天，推测病人这两年几乎没有排卵受孕的机会，且病人无其他疾病，无盆腔操作史，输卵管出现问题的概率较低，也可以先尝试用药物诱导排卵。

【处理】

（1）来曲唑 2.5mg/ 次，qd，连用 5 天，监测 BBT，有规律的性生活。

（2）向病人解释：来曲唑用于诱导排卵，属于超说明书适用范围，但是近年来的文献及共识已明确其有效性及安全性。

第五次就诊（2019-01-30）

病人述 2018 年 11 月 21 日用来曲唑后，2018 年 12 月 19 日主动来月经，月经第 5 天（12 月 23 日）又自行服用来曲唑 5 天，至今未来月经。BBT 提示：自 2019 年 1 月 7 日体温开始上升，已有 23 天。在当地查性激素：血 HCG 3460.1IU/L，E_2 332.2pg/ml，P 33.4ng/ml。

【**处理**】产科就诊。

【**病例分析**】

（1）病例特点：病人育龄期女性，月经不规律 12 年，9 年前曾规范用药控制月经周期 1 年。因停经 3 个月，阴道流血 20 天就诊，性激素检查提示早卵泡期水平，HCG（－），甲状腺功能（－），HGB 89g/L，HCT 32%，之后采用二联撤退止血有效。盆腔超声（－），未孕 2 年。

（2）诊断：排卵障碍性异常子宫出血（AUB-O）；原发不育。

（3）鉴别诊断：本病应与妊娠相关疾病、生殖器官肿瘤、全身性疾病、生殖道损伤或感染、医源性因素疾病等鉴别。

妊娠相关疾病：育龄期女性，未采取避孕措施，即使是月经不规律者，也有 50% 的自然妊娠机会，所以首先通过血 HCG 结果排除妊娠相关疾病所致的子宫出血。

生殖器官肿瘤：宫颈病变、内膜病变、占位性病变等均可以导致月经失调，病人采用药物性刮宫，1 周内出血停止，加之超声内膜无异常发现，故基本除外子宫内膜病变；其半年前的 TCT 及妇科检查可除外宫颈疾病，盆腔超声未发现子宫肌瘤、内膜息肉及卵巢囊肿等。

全身性疾病：通过血常规、甲状腺功能及肾上腺的相关检测已除外血液系统、内分泌系统所致的异常子宫出血。

生殖道损伤或感染：即使是在异常出血期，初诊时也应进行妇科检查，以助于发现妇科损伤或炎症问题。另外，病史询问也很重要。

医源性因素疾病：服用性激素药物、抗凝药物、中药等有时可引起阴道流血，可通过询问病人近期有无用药史来排除。

（4）讨论：育龄妇女非妊娠相关的AUB病因分为两大类九型（"PALM–COEIN"）："PALM"存在结构性改变，可采用影像学技术和（或）组织病理学方法明确诊断，如子宫内膜息肉（AUB–P）、子宫腺肌病（AUB–A）、子宫平滑肌瘤（AUB–L）、子宫内膜恶变和不典型增生（AUB–M）；而"COEIN"无结构性改变，如全身凝血相关疾病（AUB–C）、排卵障碍（AUB–O）、子宫内膜局部异常（AUB–E）、医源性（AUB–I）、未分类（AUB–N）。临床上，其大体分为器质性、功能性、医源性等。AUB–O是由下丘脑－垂体－卵巢轴功能失调引起的异常子宫出血，属于功能性。治疗AUB–O时，分止血与控制周期两个步骤，具体措施取决于病人的年龄、病情与病程以及需求等来制定个体化治疗方案。

止血方法

（1）孕激素内膜脱落法（药物性刮宫）：适合任何年龄段，HGB ≥ 80g/L，一般状况好，即可给予药物性刮宫。肌内注射黄体酮（注射黄体酮针剂后一般8小时内止血），同时可以加用雄激素（若有药）来对抗雌激素，减少出血量（又称二联撤退）；若选择口服孕激素制剂，建议选择高效孕激素，因为选择温和的孕激素常不能迅速止血，病人可能更加紧张。需要跟病人强调的是，孕激素不是止血药，是让增殖期内膜转化为分泌期内膜而止血，停药后数天内会有撤退性出血，此时要观察再次出血干净的时间，一般7天左右阴道流血停止。

（2）大剂量雌激素修复子宫内膜而止血：适用于重度贫血者，HGB < 50g/L的青春期和育龄期病人。大剂量雌激素可刺激子宫内膜迅速生长修复而止血，同时输血纠正贫血，血止3天后开始减量，每3天减1/3剂量，待HGB上升至100g/L，再

给予二联撤退。

（3）短效复方口服避孕药止血法：适用中、重度贫血的青春期和育龄期病人，在使用前需除外禁忌证。方法为1片／次，q12h或q8h，同时纠正贫血，血止3～5天后开始减量，每3天减1片，以每天1片维持，至HGB正常，停药可撤退性出血。注意短效复方口服避孕药有时不能迅速止血，因为避孕药开始服用时本身就有约20%的不规律出血现象。

（4）内膜萎缩法：给予高效合成孕激素，长期服用可使内膜萎缩，此方法主要适用于血液病病人，但这只是权宜之计，治疗血液病才是根本。

（5）刮宫止血：除外子宫内膜病变。

控制周期

止血只是第一步，之后的控制月经周期是一项长期管理。由于此类病人的病因不能真正去除，所以应加强病人的教育，使其认识到月经长期管理的重要性，避免AUB的反复发生，预防子宫内膜病变。根据病人年龄、需求，选择合适的控制周期方案，如定期孕激素撤退，或短效复方口服避孕药，或放置左炔诺孕酮宫内释放系统（LNG–US）。如病人有生育要求，则可诱导排卵，或通过其他措施帮助妊娠。

（董晗　邓成艳）

【参考文献】

［1］Obstetriciansgynecologists A C O. ACOG committee opinion no.557: Management of acute abnormal uterine bleeding in nonpregnant reproductive–aged women. ［J］. Obstet Gynecol, 2013，121（4）：891–896.

［2］Bradley L，Gueye N. The medical management of abnormal uterine bleeding in reproductive-aged women［J］. Am J Obstet Gynecol，2016，214（1）：31-44.

病例十二　蝼首过犹月事沉浮

病人，女，30 岁，已婚，G$_0$，LMP：2015-07-02，PMP：2015-05-18。

初诊

【主诉】月经紊乱 1 年，停经 37 天。

【现病史】病人 14 岁初潮，经期 7 天，30 天行经 1 次，量中等，无痛经。近 1 年无明显诱因出现月经紊乱，周期无规律，经期 7 ～ 15 天，37 ～ 80 天行经 1 次。结婚后，有生育计划，同房未避孕，试孕 7 个月未孕。LMP：2015-07-02，PMP：2015-05-18，因停经 37 天，无头痛、视野缺损等不适就诊。半年前单位全面体检，未发现明显异常，TCT（－）。

【既往史】体健，否认其他疾病，无药物过敏史。

【家族史】无特殊。

【查体】体格检查：身高 164cm，体重 60kg，BMI 22.3kg/m^2；面部无痤疮，双乳 Ⅴ 级，无溢乳，乳晕旁及脐下无长毛。妇科检查：外阴（－）；阴道（－）；宫颈：光滑；宫体：中位，正常大小，质中，活动好；三合诊：双附件（－）。

【临床思路】病人 30 岁，既往月经规律，近 1 年月经紊乱，未避孕 7 个月，停经 37 天。需首先除外妊娠可能，并了解目前卵巢状态。

【处理】查性激素、HCG、甲状腺功能，盆腔超声。

第二次就诊

【检查结果】血 HCG（－）；FSH 7.30IU/L，LH 37.2IU/L，E_2 43.25pg/ml，P 0.75ng/ml，PRL 21.02ng/ml，T 0.45ng/ml；甲状腺功能（－）；盆腔超声：子宫大小 5.5×4.7×3.8cm³，子宫内膜 6mm，双侧卵巢均可见 12～15 个小卵泡。

【复诊考虑】上述检查结果提示未孕、无排卵；LH/FSH 倒置，雌激素早卵泡期水平，雄激素正常；卵巢 PCOM。考虑 PCOS 可能性大。孕激素撤退出血后复查性激素，以明确是否仍然处于高 LH 状态，是否需要避孕药预处理，是否可以直接诱导排卵。

【诊断】月经失调。

【处理】

（1）黄体酮注射液 20mg/ 天，肌内注射 3 天，观察有无撤退性出血。

（2）月经第 2～4 天上午空腹抽血，吃 2 两馒头后 2 小时再次抽血，查 FSH、LH、E_2、T，空腹血糖、胰岛素，餐后 2 小时血糖、胰岛素，肝功能、肾功能、血脂。

第三次就诊

病人述黄体酮注射后有撤退性出血，出血的 2～4 天检查结果回报：FSH 4.1IU/L，LH 35.4IU/L，E_2 13.25pg/ml，T 0.32ng/ml，空腹血糖、胰岛素，餐后 2 小时血糖、胰岛素，肝功能、肾功能、血脂均正常。

【诊断】PCOS 可能性大。

【处理】

（1）口服避孕药：炔雌醇环丙孕酮片治疗 3 个周期。

（2）月经第 2～4 天上午空腹抽血复查 FSH、LH、E_2、T。

第四次就诊

病人述服用炔雌醇环丙孕酮片后，定期有撤退性出血，服用第 3 盒停药后，出血的 2 ～ 4 天检查结果回报：FSH 4.88IU/L，LH 45.29IU/L，E_2 13.24pg/ml，T 0.18ng/ml。

【复诊考虑】炔雌醇环丙孕酮片治疗 3 个月后 LH 无明显改善，追踪既往数次性激素检查，LH 水平始终明显高于 FSH 数倍，考虑是否存在其他原因导致 LH 水平的异常升高。

【处理】行垂体 MRI 平扫＋增强、GnRH-a 抑制试验。

第五次就诊

【检查结果】MRI：垂体肿瘤大小 $2.2 \times 1.3 \times 1.5cm^3$，视交叉未见明显受压移位。GnRH-a 3.75mg 肌内注射后第 18 天抽血：FSH 1.53IU/L，LH 48.4IU/L，E_2 5.36pg/ml，P 0.14ng/ml，T 0.37ng/ml，PRL 11.35ng/ml，提示 LH 没有被长效 GnRH-a 所抑制。

【诊断】垂体 LH 腺瘤。

【后续治疗】

（1）脑外科：神经内镜下经鼻蝶入路行垂体大腺瘤切除术，手术顺利。

（2）术后 2 天抽血：FSH 6.47IU/L，LH 3.18IU/L，E_2 18.75pg/ml，P 0.11ng/ml，PRL 15.50ng/ml，T 0.24ng/ml。

（3）手术后病理：促肾上腺皮质激素（－），FSH（＋），GH（＋），Ki-67（index 1%），LH（＋），P53（－），PRL（＋/－），促甲状腺激素（－）。

（4）手术后诊断：垂体促黄体生成素腺瘤（LH 腺瘤）。

（5）手术后随访：月经恢复正常，手术后 3 个月自然妊娠。

【病例分析】

（1）病例特点：病人育龄期女性，月经紊乱 1 年，反复检查性激素水平发现 LH 升高，其余几项激素都维持在早卵泡期水平；超声卵巢 PCOM；复方口服避孕药治疗 3 个月无明显效果；GnRH-a 3.75mg 肌内注射后第 18 天抽血提示 LH 没有被抑制；垂体 MRI 显示垂体大腺瘤。手术后病理提示垂体促黄体生成素腺瘤（LH 腺瘤），术后月经恢复正常。

（2）诊断：垂体促黄体生成素腺瘤。

（3）鉴别诊断：本病应与多囊卵巢综合征、排卵前的 LH 峰值等鉴别。

多囊卵巢综合征（PCOS）：特征为月经紊乱或闭经，部分病人 LH 水平升高，FSH 正常（LH/FSH 比值＞1），卵巢一切面小卵泡数超过 12 个。作为育龄期妇女常见病的 PCOS，常常首先被考虑，绝大多数 PCOS 用避孕药数个周期后可以降低 LH 水平，如果给予 GnRH-a 抑制试验，是可以抑制 LH 水平的。而该病人 GnRH-a 3.75mg 肌内注射后第 18 天抽血提示 LH 没有被抑制，说明下丘脑 - 垂体 - 卵巢轴之间的联系失控了，加之垂体 MRI 发现垂体大腺瘤，故在治疗过程中可鉴别出来。

排卵前的 LH 峰值：病人往往月经规律，月经中期血 FSH、LH、E_2 达峰值；超声检查示成熟卵泡直径 18mm 以上。而该病人仅有 LH 水平升高，其余几项激素都维持在早卵泡期水平，超声卵巢 PCOM 表现，故不难鉴别。

（4）讨论：在临床中垂体 LH 腺瘤较罕见，其病因为垂体肿瘤过度分泌 LH，反馈抑制下丘脑，下丘脑分泌的 GnRH 改变，使垂体 FSH 的分泌受到抑制，无卵泡生长。临床表现为月经紊乱或闭经、无排卵、不育，性激素检测以 LH 升高为主，其余性激素水平都处于早卵泡期水平。超声检测子宫附件无明显异常。

由于这些症状与其他妇科常见疾病的表现相同，所以会被误诊及漏诊，如该病人首先考虑诊断 PCOS，而 PCOS 病人不常规进行垂体 MRI 检查。如果有头痛、视野缺损等不适，则会积极进行垂体 MRI 检查。有生育要求的 PCOS 病人，先用短效复方口服避孕药纠正不正常的性激素，再进行诱导排卵；绝大多数 PCOS 病人用避孕药数个周期后可以降低 LH 水平，即使少数不敏感者，如果给予 GnRH-a 抑制试验，是可以抑制 LH 水平的。而该病人在用短效复方口服避孕药无效的情况下，GnRH-a 3.75mg 肌内注射后第 18 天抽血提示 LH 没有被抑制，说明下丘脑 - 垂体 - 卵巢轴之间的反馈机制失控了，加之垂体 MRI 发现垂体大腺瘤，因而在治疗过程中才被鉴别出来。

手术切除垂体 LH 腺瘤是唯一且有效的治疗手段，从根本上去除病因后，由其引起的相应临床症状及体征也会随之消失。该病多为良性肿瘤，故手术切除病灶后多预后良好。

（王含必　邓成艳）

【参考文献】

[1] Drummond J, Roncaroli F, Grossman A, et al. Clinical and pathological aspects of silent pituitary adenomas [J]. J Clin Endocrinol Metab, 2019, 104（7）: 2473-2489.

[2] Mehta G, Lonser R. Management of hormone-secreting pituitary adenomas [J]. Neuro Oncol, 2017, 19（6）: 762-773.

病例十三　娇人珠圆难弄璋瓦

病人，女，34 岁，已婚，G_0，LMP：2018-01-05，PMP：2017-11-08。

初诊

【主诉】月经不规律 20 年，不孕 10 年。

【现病史】病人 14 岁初潮，经期 7 ～ 10 天，30 ～ 90 天行经 1 次，经量中等，无痛经，间断行中药或黄体酮治疗。近 12 年体重逐渐增加至 86kg 左右（身高 162cm）。10 年前结婚，未避孕未孕至今。3 年前输卵管造影提示通畅，男方精液检查正常。曾间断用克罗米芬（50 ～ 100mg）诱导排卵 6 周期，其中 4 周期 BBT 双相，未孕。婚后间断口服中药、人工周期或避孕药控制月经周期，近半年无用药史，PMP：2017-11-08，LMP：2018-01-05，于 2018-04-10 就诊。

【既往史】体健，无特殊。

【家族史】无特殊。

【查体】体格检查：身高 162cm，体重 84kg，BMI 32.01kg/m^2；面部有痤疮，黑棘皮征阳性，双乳 V 级，泌乳（﹣），乳晕旁、脐下均有长毛。妇科检查：外阴（﹣）；阴道（﹣）；宫颈：光滑；宫体：前位，常大，质中，无压痛，活动好；三合诊：双附件未及异常。

【临床思路】病人肥胖、不孕、月经稀发及面部痤疮、多毛等高雄激素表现，考虑多囊卵巢综合征可能性大。病人末次月经为 3 个月前，需先排除妊娠、了解卵巢状态，故行血 HCG、性激素六项、生化全项、胰岛素、甲状腺功能及盆腔超声检查，用于诊断和鉴别诊断。

【处理】上午空腹及食 2 两馒头后 2 小时查性激素六项、HCG、甲状腺功能，空腹血糖、胰岛素，餐后 2 小时血糖、胰岛素，肝功能、肾功能、血脂，盆腔超声。

第二次就诊

【检查结果】血 HCG（－）；性激素六项：FSH 5.49IU/L，LH 27.8IU/L，E$_2$ 88pg/ml，P 0.50ng/ml，PRL 10.48ng/ml，T 0.82ng/ml；生化全项：TG 2.21mmol/L（升高），HDL 0.98mmol/L（降低），LDL 4.25mmol/L（升高），余正常；胰岛素（0）（－），胰岛素（120）：129uIU/ml（升高）；血糖（－）；甲状腺功能（－）；盆腔超声：子宫体大小 4.3×3.9×3.6cm³，肌层回声均匀，子宫内膜 8mm，右卵巢大小 3.0×1.5cm²（一个切面小卵泡数＞12个），左卵巢大小 3.2×1.6cm²（一个切面小卵泡数＞20个）；提示：双卵巢多囊样改变（PCOM）。

【复诊考虑】病人性激素检测提示雌激素处于早卵泡期水平、高 LH、轻度高雄激素状态，孕酮不高，催乳素正常，结合高雄激素的症状和体格检查，可除外高催乳素血症、库欣综合征、先天性肾上腺皮质增生（CAH）、甲状腺疾病。病人甘油三酯升高，故需先减肥，暂时定期孕激素撤退性出血。

【诊断】多囊卵巢综合征；原发不孕。

【处理】

（1）向病人解释：减轻体重是最基础的治疗，该疾病需要积极重视，长期治疗。指导病人调整生活方式，低热量饮食，进行耗能锻炼。

（2）黄体酮胶囊 200mg，qd，口服 12～14 天，以后每个周期后半期定期服用。

（3）二甲双胍 500mg，tid。

（4）待体重减至满意后，月经第 2～4 天复查性激素。

第三次就诊（2018-11-21）

病人述近半年每周期的后半期用黄体酮胶囊 200mg，qd，口服 14 天，每次停孕激素后 3 ～ 4 天月经来潮，量不多，4 天干净；二甲双胍 500mg，qd。坚持适度的体能锻炼，饮食控制，体重目前为 65kg。LMP：2018-10-04，10 月 22 日至 11 月 5 日期间服用孕激素 14 天，停药后至今未来月经。

【处理】上午空腹抽血查性激素六项、HCG。

【检查结果】血 HCG：1546IU/L；性激素六项：FSH 1.32IU/L，LH 0.6IU/L，E_2 272pg/ml，P 27.21ng/ml，T 0.82ng/ml，PRL 32.57ng/ml。

【处理】停用二甲双胍，产科随诊。

【病例分析】

（1）病例特点：病人育龄女性，月经不规律 20 年，不孕 10 年，伴有高雄激素的临床表现；有肥胖、高胰岛素、高脂血症的代谢异常；甲状腺功能（−）；性激素检测提示雌激素处于早卵泡期水平，高 LH、轻度高雄激素状态，孕酮不高，催乳素正常；超声 PCOM 表现。

（2）诊断：多囊卵巢综合征；原发不孕症。

（3）鉴别诊断：本病应与非典型肾上腺皮质增生、卵巢或肾上腺分泌雄激素的肿瘤等鉴别。

非典型肾上腺皮质增生（NCAH）： 迟发型 21- 羟化酶缺陷症有雄激素过多的临床表现，女性表现为严重痤疮、多毛症、多囊卵巢、月经稀发，甚至闭经。性激素检测提示高雄激素水平，高孕酮水平，进一步测定 17- 羟孕酮升高。地塞米松抑制试验可以帮助鉴别。而该病人处于轻度高雄激素水平，孕酮不高，故不难鉴别。

卵巢或肾上腺分泌雄激素的肿瘤： 女性病人出现男性化体征，血清睾酮或 DHEA 水平显著升高，表现为严重痤疮、多毛症、月经稀发，甚至闭经。可通过卵巢或肾上腺超声、MRI 等影像学检查协助诊断。

（4）讨论：多囊卵巢综合征（PCOS）是一种具有生殖、代谢、心理特征的常见生殖内分泌代谢性疾病，影响病人的生命质量、生育及远期健康。短期以高雄激素血症、多毛、痤疮、月经失调、不孕为特点，有时还伴有情绪障碍和睡眠呼吸暂停综合征；远期有心血管疾病、糖尿病、高脂血症、非酒精性脂肪肝等代谢异常的风险；而长期的无排卵，子宫内膜单纯受雌激素的刺激，无孕激素的对抗，发生子宫内膜癌的风险增大。PCOS 发病率在育龄妇女中发病率为 6% ～ 10%，在无排卵的不孕症病人中约 75%。临床上，这类病人常因月经异常、不孕而就诊。该病人有月经失调、多毛、痤疮等高雄激素的临床特点，可排除库欣综合征、NCAH、甲状腺疾病、高催乳素血症等，诊断 PCOS，且病人还伴有肥胖、胰岛素抵抗、血脂紊乱的病理特征。

PCOS 的治疗是以症状为导向的，其中推行健康的生活方式是基础治疗，主要包括低热量饮食，坚持耗能锻炼，减轻体重，改变不良生活方式，关注心理健康，辅助心理疏导和社会及家庭的体贴关心。减轻 5% ～ 10% 的体重，能改善月经周期、多毛、痤疮等症状，并有利于不孕症的治疗，改善生育结局，预防远期并发症；降低体重 > 12%，能在短期内提高妊娠率，减少诱导排卵或其他助孕治疗的需求。该病人在降低体重的过程中，由于甘油三酯升高，暂时没有采用避孕药控制月经周期和纠正不正常的性激素水平，而用定期孕激素撤退保护子宫内膜。同时，该病人输卵管通畅，丈夫精液正常，如果有排卵，就有受孕的机会，当体重由 84kg 减至 65kg 时，病人意外妊娠。

对于临床中无生育需求的育龄期 PCOS 病人，可在心理指导和生活方式干预的基础上，药物控制月经周期，并在安全检查合格情况下予短效复方口服避孕药（一线药物）治疗。

（王 玮 邓成艳）

【参考文献】

Teede H，Misso M，Costello M，et al. Recommendations from the international evidence-based guideline for the assessment and management of polycystic ovary syndrome［J］. Clin Endocrinol, 2018；89（3）：251-268.

病例十四 容颜未老卵已沧桑

病人，女，31 岁，已婚，G_1P_0；LMP：2013-11-20，PMP：2013-10-12。

初诊

【主诉】不孕 1 年余，月经不规律 7 个月，停经 45 天。

【现病史】病人 12 岁初潮，经期 5 天，30～32 天行经 1 次，量中等，无痛经。结婚 8 年，婚后第 1 年意外妊娠，早孕行人工流产术，术后工具避孕，近 1 年解除避孕，性生活 2 次／周，未孕。7 个月前曾因停经 40 天就诊，查性激素六项示 FSH 5.2IU/L，LH 23.94IU/L，E_2 731.36pg/ml，P 1.2ng/ml，PRL 19.54ng/ml，T 0.42ng/ml；考虑可能处于围排卵期，嘱同房，观察，测 BBT。2 周后自然行经, BBT 双相。之后月经周期 4～6 天，36～40 天行经 1 次。PMP：2013-10-12，10 月 14 日查性激素示 FSH 12.6IU/L，LH 11.3IU/L，E_2 95.31pg/ml，之后测 BBT 双相。LMP：2013-11-20, 2014-01-03 就诊时已停经 45 天，

无恶心、呕吐、乳房胀痛、潮热、出汗等不适。

【既往史】幼年曾患腮腺炎，余无特殊。

【家族史】无特殊。

【查体】体格检查：身高 167cm，体重 64kg，BMI 22.95kg/m^2；双乳 V 级，泌乳（－），乳晕旁、脐下无长毛；妇科检查：外阴（－）；阴道（－）；宫颈：光滑；宫体：前位，常大，质中，无压痛，活动好；三合诊：双附件未及异常。

【临床思路】病人 31 岁女性，7 个月前停经 40 天时性激素检测为排卵前峰值，BBT 双相，说明是稀发排卵。曾经一次基础 FSH 12.6IU/L、E$_2$ 95.31pg/ml，均偏高，提示其卵巢功能显现出下降趋势，目前停经 45 天，需通过性激素六项和 HCG 水平了解目前的状态，同时进行盆腔超声。

【处理】空腹抽血查性激素六项、HCG、甲状腺功能，行盆腔超声。

第二次就诊

【检查结果】血 HCG（－）；性激素六项：FSH 36.74IU/L，LH 20.09IU/L，E$_2$ 40.37pg/ml，P 0.8ng/ml，PRL 4.6ng/ml，T 0.22ng/ml。甲状腺功能（－）。盆腔超声：子宫大小 4.5×4.2×3.8cm^3，内膜 6mm，右卵巢大小 1.3×1.8cm^2，左卵巢大小 1.7×1.0cm^2，双侧卵巢均见 2～3 个小卵泡。

【复诊考虑】病人 FSH 36.74IU/L，说明卵巢功能严重衰退，E$_2$ 40.37pg/ml，说明处于早卵泡期雌激素水平，故可给予黄体酮针剂进行撤退试验。若要诊断早发性卵巢功能不全（POI），需要间隔 4 周后复查性激素六项。

【处理】

（1）向病人解释目前病情。

（2）黄体酮 20mg/ 天，肌内注射，连续 3 天，观察停药后是否行经。

（3）无论是否撤退出血，停药 1 个月后复查性激素六项、AMH。

第三次就诊（2014-02-14）

病人述停孕激素 3 天后，阴道少量出血，LMP：2014-01-09 日，2 天干净。2014-02-13 复查性激素六项：FSH 39.63IU/L，LH 24.21IU/L，E_2 41.7pg/ml，P 0.13ng/ml；AMH 0.1ng/ml。

【诊断】早发性卵巢功能不全；继发不孕。

【处理】

（1）向病人解释疾病的诊断和对妊娠的影响。

（2）可以采用辅助生殖技术帮助妊娠，但是成功率很低。

（3）在非妊娠时期，定期用孕激素保护子宫内膜，如果有撤退性出血，坚持用药。定期在月经后半周期予微粉化黄体酮胶丸 200mg，每晚 1 次，服用 12~14 天。

（4）如果出现潮热、出汗症状，及时返诊；安全性检查之后，需改为雌孕激素序贯治疗。

【病例分析】

（1）病例特点：病人 31 岁，已婚，G_1P_0，近 1 年有规律性生活，未避孕而未孕，近 7 个月出现月经稀发、稀发排卵。间隔 4 周的两次性激素检测示 FSH 均大于 25IU/L；盆腔超声提示双侧卵巢偏小，每侧卵泡数 2～3 个。

（2）诊断：早发性卵巢功能不全；继发不孕。

（3）鉴别诊断：本病应与卵巢不敏感综合征、卵巢早衰、多囊卵巢综合征等鉴别。

卵巢不敏感综合征（ROS）：病人多表现为原发性或继发

性闭经，可伴有生殖器及第二性征发育不良。性激素测定呈高 FSH、LH，低 E_2 水平，而 AMH 接近正常；盆腔超声多提示多个小卵泡。该病人有多次停经史，性激素水平与 ROS 相似，但 AMH 水平低于正常，超声提示卵泡数少，故不考虑 ROS 诊断。

卵巢早衰（POF）： 女性 40 岁以前绝经（停经 1 年以上），并伴有不同程度的围绝经期症状，FSH > 40IU/L，单用黄体酮不来月经，是 POI 的终末阶段。

多囊卵巢综合征（PCOS）： 常见的临床表现为月经稀发、闭经、不孕、多毛、痤疮等，性激素检测多提示睾酮升高，AMH 高于正常，盆腔超声可见卵巢多囊样改变。该病人近 7 个月出现月经稀发、稀发排卵，性激素检测示 FSH > 25IU/L，无雄激素升高，AMH 水平低于正常，盆腔超声未见多囊卵巢样改变，故不考虑 PCOS 诊断。

（4）讨论：早发性卵巢功能不全（POI）指女性 40 岁之前出现卵巢功能减退，主要表现为月经异常（闭经、月经稀发或频发）、促性腺激素水平升高（FSH > 25IU/L）、雌激素水平波动性下降。半数以上的 POI 病人病因不明确，称为特发性 POI；其他病因包括遗传因素、免疫因素、环境因素、手术损伤、病毒感染等。该病人幼年曾有腮腺炎病史，病毒感染可能是其 POI 的潜在因素之一。

该病人多次的性激素检测结果与其月经变化趋势是相符合的，由初次停经后的早卵泡期血 FSH（12.6IU/L）和 E_2（95.31pg/ml）偏高，变化为第 2 次停经时的 FSH 进一步升高（由 12.6IU/L 升高至 36.74IU/L、39.63IU/L）而 E_2 降低（40.37pg/ml、41.7pg/ml），盆腔超声也显示卵巢体积缩小、卵泡数减少。此时卵巢仍能分泌一定水平的雌激素，故病人无低雌激素相关症状（如潮热出汗、阴道尿道萎缩表现），但卵泡质量差，难以成熟排卵，受孕机会很低，仅补充孕激素大多可以月经来潮。卵巢功能的衰退不可逆且不断进展，随着血 FSH 进一步升高，E_2 进一步低落且出现潮热、出汗等绝经相关症状，需要改为雌、孕激素联合治疗以缓解潮热、出汗等症状，维持月经，保护骨量，减少或延缓绝经相关慢性疾病的发生。

有文献报道，POI 病人有 5% ～ 10% 的自然受孕机会，但该病人已尝试自然受孕 1 年余而未受孕，说明自然受孕概率极低，时间珍贵，不宜再长时间期待治疗，应尽早转诊于生殖门诊，但辅助受孕的概率同样也很低。

对于育龄期、有生育要求的女性，在其较频繁出现月经紊乱如停经、周期延长、月经频发等情况时，应警惕其出现卵巢功能下降的可能，以及时发现并应对相应的生育要求和长期健康管理。

（马琳琳　邓成艳）

【参考文献】

Webber L，Davies M，Anderson R，et al. ESHRE Guideline：management of women with premature ovarian insufficiency ［J］. Hum Reprod. 2016，31（5）：926-37

病例十五　窃时肆暴为所欲为

病人，女，39 岁，已婚，G_3P_1，LMP：2015-07-02，PMP：2015-04-25。

初诊

【主诉】月经紊乱伴泌乳 2 年，反复卵巢囊肿。

【现病史】病人13岁初潮，经期7天，30天行经1次，量中等，无痛经，工具避孕中。37岁（2014年初）时月经开始紊乱，经期15～20天，15～60天行经1次，伴有泌乳。2014年6月查MRI示垂体大腺瘤，给予溴隐亭6片/天，服用6个月无效，持续月经紊乱伴泌乳。2015-02-16外院查性激素六项：FSH 13.70IU/L，LH 2.45IU/L，E_2 421.33pg/ml，P 3.15ng/ml，PRL 113.02ng/ml，T 0.78ng/ml；盆腔超声：双卵巢直径10cm，多发囊肿。随后给予腹腔镜和宫腔镜手术，腹腔镜下双卵巢多发囊肿剔除，病理示滤泡囊肿伴黄素化；宫腔镜诊断性刮宫病理示子宫内膜息肉，部分腺体分泌期改变，部分腺体单纯性增生。术后依然月经紊乱伴泌乳，术后4个月行盆腔超声：双卵巢直径9cm，多发囊肿。病人拒绝再次行双卵巢多发囊肿剔除手术，停用溴隐亭。PMP：2015-08-25，LMP：2015-10-22，前5日同月经量，此后淋漓出血，10日干净。无头晕、乏力等不适。每年单位体检，TCT（-）。于2015-12-15日就诊。

【既往史】体健，否认其他疾病，无药物过敏史。

【家族史】无家族疾病史。

【查体】体格检查：身高164cm，体重60kg，BMI 22.3kg/m^2；双乳Ⅴ级，无长毛，溢乳（+），乳晕旁及脐下无长毛。妇科检查：外阴（-）；阴道（-）；宫颈：光滑；宫体：中位，正常大小，质中，活动好；三合诊：双附件囊性增大，直径约10cm，活动，与周围边界清。

【临床思路】病人39岁女性，既往月经规律，近2年月经紊乱伴泌乳，反复卵巢多发囊肿形成；MRI示垂体大腺瘤；PRL在113.02ng/ml的情况下，FSH 13.70IU/L（FSH没有被抑制），LH 2.45IU/L，E_2 421.33pg/ml，P 3.15ng/ml，T 0.78ng/ml，可

见事出反常，不能用垂体催乳素瘤来解释，故需要重复进行有关检查。

【处理】查性激素六项、HCG、甲状腺功能，盆腔超声，头颅MRI。

第二次就诊

【检查结果】血HCG（－）；性激素六项：FSH 13.77IU/L，LH 0.87IU/L，E_2 1318pg/ml，P 1.18ng/ml，PRL 74.29ng/ml，T 0.45ng/ml；甲状腺功能（－）；盆腔超声：子宫大小5.5×4.7×3.8cm³，子宫内膜厚13mm，右侧卵巢大小12.2×10.5cm²，多房无回声囊性肿物，最大囊肿7.0×5.1cm²，左侧卵巢大小11.5×10.9cm²，多房无回声囊性肿物，最大囊肿5.8×7.2cm²，囊肿内均未见异常回声，边界清晰；头颅MRI：垂体右翼见一类圆形强化减低区，大小约7.5×10.7mm²，左侧Knosp 0级，右侧Knosp 1级，垂体柄受压左偏，考虑为垂体大腺瘤；眼底检查未见明显视野缺损。

【诊断】垂体FSH腺瘤可能性大。

【处理】转脑外科会诊，行垂体瘤切除手术。

【后续治疗】

（1）脑外科采用神经内镜下经鼻蝶入路垂体腺瘤切除术，手术后病理：促肾上腺皮质激素（－），FSH（＋），GH（部分弱＋），Ki–67（index 1%），LH（＋），P53（－），PRL（－），促甲状腺激素（部分＋）。

（2）手术后诊断：垂体促卵泡生长激素腺瘤。

（3）术后第4天查性激素六项：FSH 0.75IU/L，LH 0.2IU/L，E_2 25.0pg/ml，P 0.18ng/ml，T 0.24ng/ml，PRL 11.49ng/ml。

（4）手术后1个月妇科随访：性激素六项：FSH 6.81IU/L，

LH 4.54IU/L，E_2 70.3pg/ml，P 1.24ng/ml，T 0.42ng/ml，PRL 15.48ng/ml；阴道超声：子宫及双侧卵巢未见明显异常。随后月经恢复。

【病例分析】

（1）病例特点：病人39岁女性，既往月经规律，近2年月经紊乱伴泌乳，反复卵巢囊肿形成；性激素检测示雌激素水平异常升高，高催乳素水平的同时未能反馈抑制FSH水平，FSH明显增高。腹腔镜病理示滤泡囊肿伴黄素化；宫腔镜诊断性刮宫病理示子宫内膜息肉，部分腺体分泌期改变，部分腺体单纯性增生。术后依然月经紊乱伴泌乳，术后很快卵巢囊肿复发。头颅MRI示垂体大腺瘤，行垂体腺瘤切除术，病理诊断为垂体促卵泡生长激素腺瘤。手术后卵巢囊肿自行消退，月经恢复正常。

（2）诊断：垂体FSH腺瘤。

（3）鉴别诊断：本病应与垂体催乳素腺瘤、卵巢颗粒细胞瘤、卵巢黏液性囊腺瘤、围排卵期等鉴别。

垂体催乳素腺瘤： 女性病人出现月经紊乱，催乳素水平增高，但FSH、LH水平低，雌激素水平相当于或低于早卵泡期水平；头颅MRI示垂体腺瘤。而该病人虽然MRI示垂体腺瘤，催乳素水平增高，但是FSH没有被抑制，仍然很高，之所以催乳素水平增高，是因为高雌激素水平刺激催乳素增高，故该病人不是真正的垂体催乳素腺瘤。

卵巢颗粒细胞瘤： 表现为月经紊乱，雌激素水平持续升高，而FSH受抑制，超声示卵巢肿瘤部位低回声。而该病人雌激素水平持续升高，但是FSH不受抑制，超声示卵巢多发囊肿，两者不难鉴别。

卵巢黏液性囊腺瘤： 大多数不存在激素的异常分泌，无血清 FSH 及 E_2 水平异常表现，卵巢及垂体激素的分泌多在正常范围，不受卵巢肿瘤的影响，通常无月经异常表现，超声示卵巢多个无回声。

围排卵期：E_2 水平升高，FSH 升高，LH 明显升高，超声示卵巢有成熟卵泡。而该病人虽然雌激素水平升高，FSH 升高，但是 LH 很低，超声示卵巢多个无回声，两者不难鉴别。

（4）讨论：垂体 FSH 腺瘤是一种罕见的垂体良性肿瘤，由于瘤体的存在，出现 FSH 不可控制的异常分泌，血 FSH 水平升高，一方面刺激卵巢，导致多个卵泡的生长，E_2 水平升高，另一方面负反馈抑制下丘脑，GnRH 脉冲减少，垂体分泌 LH 低，无 LH 蜂，两方面的因素导致双卵巢多发囊肿形成，经常被误诊为卵巢局部问题而行手术剔除囊肿，病理示滤泡囊肿伴黄素化（成熟的颗粒细胞会分泌少许孕激素）；由于没有解决垂体促卵泡生长激素腺瘤的问题，FSH 不可控制地持续过高分泌，很快又刺激双卵巢多发囊肿形成。

雌激素是催乳素的刺激因子，长时间的雌激素水平升高会刺激催乳素升高及泌乳，加之 MRI 示垂体腺瘤，经常被误诊为垂体催乳素瘤，用多巴胺受体激动剂治疗无效。长时间的单一雌激素刺激子宫内膜，病人表现为月经不规律。宫腔镜诊断性刮宫病理示子宫内膜息肉，部分腺体单纯性增生，少部分腺体分泌期改变（成熟的颗粒细胞会分泌少许孕激素，但不足以充分转化内膜）。如果病人长时间处于很高的雌激素水平，可能会出现 OHSS。

手术切除垂体 FSH 腺瘤是本病唯一的治疗手段，从根本上去除病因后，由其引起的相应临床症状及体征也会随之消失。

（王含必　邓成艳）

【参考文献】

[1] Broughton C, Mears J, Williams A, et al. A clinically functioning gonadotroph adenoma presenting with abdominal pain, ovarian hyperstimulation and fibromatosis [J]. Endocrinol Diabetes Metab Case Rep, 2018, 18-0123.

[2] Zhao Y, Lian W, Xing B, et al. Functioning gonadotroph adenoma [J]. Chin Med J, 2019, 132 (8): 1003-1004.

[3] Ban V, Chaudhary B, Allinson K, et al. Concomitant primary CNS lymphoma and FSH-pituitary adenoma arising within the Sella. Entirely Coincidental？[J].Neurosurgery,2017,80(1): E170-E175.

[4] Mehta G, Lonser R. Management of hormone-secreting pituitary adenomas [J]. Neuro Oncol, 2017, 19 (6): 762-773.

病例十六　风韵犹在月事负约

病人，女，43 岁，已婚，G_1P_1，LMP：2015-08-20。

初诊

【**主诉**】月经稀发 1 年，停经 52 天。

【**现病史**】病人 15 岁初潮，经期 6～7 天，26～30 天行经 1 次，经量中等，无痛经，G_1P_1，工具避孕中。近 1 年月经周期 6～7 天，30～60 天行经 1 次，PMP：2015-06-28，LMP：2015-08-20，无明显不适，无乳房胀痛，无潮热、出汗，自查尿 HCG（－），于 2015-10-10 就诊。

【**既往史**】发现子宫肌瘤 5 年，直径 4～5cm，盆腔超声随诊提示生长不明显。每年查体，TCT（－）。

【家族史】父亲有高血压病史，母亲健康。

【查体】体格检查：身高163cm，体重60kg，BMI 22.6kg/m^2。双乳 V级，泌乳（－），乳晕旁、脐下无长毛；妇科检查：外阴（－）；阴道（－）；宫颈：光滑；宫体：前位，如孕6周大小，前壁有凸起直径约4cm大小肌瘤样，质偏硬，无压痛；三合诊：双侧附件区未扪及异常。

【临床思路】病人43岁女性，有月经改变，这个年龄段最常见绝经过渡期的无排卵性月经失调，但也有妊娠的可能，故先抽血了解性激素、血HCG、甲状腺功能情况，做超声了解盆腔情况。

【处理】空腹抽血查性激素六项、血HCG和甲状腺功能，行盆腔超声。

第二次就诊

【检查结果】性激素六项：FSH 17.68IU/L，LH 10.54IUL，E$_2$ 182.10pg/ml，P 0.56ng/ml，PRL 7.51ng/ml，T 0.2ng/ml；血HCG（－）；甲状腺功能（－）；盆腔超声：子宫大小5.5×4.2×5.9cm^3，内膜厚12mm。宫肌前壁低回声团块，大小4.5×4.0×3.8cm^3，边界清楚，向外突起。双侧附件未见异常包块；提示：子宫肌瘤。

【复诊考虑】通过以上检查结果可除外妊娠、高催乳素、甲状腺等疾病引起的月经异常。E$_2$ 182.10pg/ml，说明有较大的卵泡，FSH 17.68IU/L、LH 10.54IU/L，FSH升高大于LH，不是排除排卵前的高峰，而是在高FSH水平的刺激下，有一个卵泡生长，但不能排卵，符合无排卵性月经失调，缺少孕激素作用。病人雌激素水平较高，口服孕激素可以撤退出血，不必用黄体酮针剂。

【诊断】绝经过渡期；子宫肌瘤。

【处理】

（1）向病人解释绝经过渡期的表现及不利影响、治疗的意义。

（2）本次用孕激素撤退出血，地屈孕酮10mg，bid，连用12天，观察出血几天结束，如果7天结束，以后定期孕激素撤退出血，孕激素可以选择黄体酮胶囊200mg，bid，或地屈孕酮10mg，bid，用药12～14天/1～2个月。

（3）在孕激素用药期间，有可能肌瘤长大，但用药是利大于弊的，应定期超声监测，有情况及时处理。

（4）坚持用药，至停药后不来月经为止，但是如果这期间出现潮热、出汗等症状，随时返诊，需要改变用药方案。

（5）每年体检。

第三次就诊（2016-03-16）

病人述半年来约40天用孕激素撤退出血1次，5～6天结束，量不多。近3个月出现潮热、出汗，症状逐渐加重，从1～2次/天到现在8～9次/天，影响工作。中药治疗1个月，效果不佳。无睡眠障碍。2周前查肝肾功能、血脂均正常，甲状腺功能正常，血糖（－）；乳腺超声（－）；盆腔超声：子宫肌瘤，与上次相比无明显长大；TCT（－）；骨密度正常。

【复诊考虑】病人用孕激素后能来月经，但出现潮热、出汗，说明雌激素不稳定或不足，影响生活质量，有绝经后激素治疗（MHT）适应证，但肌瘤有慎用证、无禁忌证，而病人本人有治疗要求。

【处理】

（1）向病人解释：目前出现典型的围绝经期症状，用绝经后激素治疗可以缓解症状，提高生活质量。

（2）充分解释 MHT 的利弊及小的风险，在安全性检查合格情况下使用，利远远大于弊端。

（3）雌二醇片／雌二醇地屈孕酮片（雌激素剂量 1mg 型）1片／天，3 周后如果症状缓解，用完 28 片继续服用下一盒药。如果症状不缓解，改用雌二醇片／雌二醇地屈孕酮片（雌激素剂量 2mg 型）1 片／天。

（4）用药期间有可能乳房胀痛，或不规律出血。若反复出现，及时返诊，注意超声随诊子宫肌瘤大小。

（5）用药期间至少每年进行安全性检查，有情况随时检查。

【病例分析】

（1）病例特点：病人 43 岁，出现月经改变，查性激素 FSH 升高（围绝经期），E_2 水平超过早卵泡期水平，甲状腺功能（－）；HCG（－）；盆腔超声：子宫肌瘤大小 $4.5 \times 4.0 \times 3.8 cm^3$。临床症状从月经不规律慢慢发展到伴有潮热、出汗。

（2）诊断：绝经过渡期；子宫肌瘤。

（3）鉴别诊断：根据临床症状及辅助检查，本病例诊断不难，但需注意除外相关症状的疾病。该病人尿妊娠试验阴性，排除妊娠相关疾病；甲状腺功能正常，排除甲状腺疾病；发现子宫肌瘤 5 年，随访肌瘤无增大，盆腔超声未发现宫腔异常图像，附件未见包块，不考虑生殖器肿瘤导致的月经紊乱；无发热腹痛及结核病史等，排除生殖器感染。

（4）讨论：绝经过渡期和绝经后期是女性生命周期中相当长的一个阶段，其本质是卵巢功能逐渐衰竭，出现多个系统的多种绝经相关症状，并与骨质疏松症等老年慢性疾病相关。目前已经确认，MHT 可以有效缓解绝经相关症状，在一定程度上预防老年慢性疾病的发生。该病人围绝经期出现月经改变，存在 MHT 的适应证，综合评估病人情况的同时，向病人提供 MHT 治疗的有关信息，分析利弊。充分评估无禁忌证，病人知情同意后启动 MHT 治疗。

应用 MHT 时，用药方案应个体化，并遵循最低有效剂量原则。病人仅有月经紊乱，无潮热、出汗等低雌激素症状，可使用后半周期孕激素撤退。当卵巢功能进一步衰退，病人月经紊乱的同时伴随绝经相关症状加重且影响生活质量时，使用雌孕激素序贯治疗，既可恢复规律月经，又可有效缓解绝经相关症状。雌孕激素序贯方案适用于有完整子宫、围绝经期或绝经后仍希望有月经样出血的妇女；如果绝经后不希望有月经样出血的有子宫病人，可以选择雌、孕激素连续联合方案，每天连续给药。

实施 MHT 治疗前，先行治疗前评估，详细询问病史，认真进行体格检查，谨慎分析辅助检查报告，综合对病人进行个体化分析评估。适应证是 MHT 治疗启动指征，用于分析病人该不该用；禁忌证是最重要的基本步骤，用于评估病人能不能用。慎用证并非禁忌证，存在 MHT 治疗的指征，但同时又合并其他疾病，需相应科室的医生共同评估决定 MHT 治疗的时机与方式，并严密监测，做好随访。有时慎用证会困惑临床中的判断，甚至会因此放弃治疗，但这样不能帮助病人解决围绝经期相关问题。综合分析病人的个体化情况，必要时应多学科会诊，从而做出正确的评估，为病人提供更好的医疗服务。

子宫肌瘤是性激素依赖的良性肿瘤，体积越小，其增长的风险也越小。一般认为子宫肌瘤直径 > 5cm，绝经激素治疗后增长的风险会增大。子宫肌瘤属 MHT 治疗的慎用情况，而非禁忌证，故根据病人情况综合判断，符合手术指征者应进行手术治疗。该病人子宫肌瘤大小 $4.5 \times 4.0 \times 3.8cm^3$，予 MHT 治疗后多次复查盆腔超声瘤体无明显增大。有研究发现，即使对于 3 年以上激素治疗者，MHT 对子宫肌瘤的影响并不明显。对于子宫肌瘤病人在接受 MHT 时，尽量做到药物剂量以最小有效量为原则，严格进行临床随访观察，同时有不规则阴道流血者，必要时进行诊断性刮宫，以排除可能出现的子宫内膜恶性病变。

（赵银卿　邓成艳）

【参考文献】

［1］Yang C，Lee J，Hsu S，et al. Effect of hormone replacement therapy on uterine fibroids in postmemopausal women：a 3-year study［J］. Maturitas，2002，43（1）：35-39.

［2］Villiers T，Hall J，Pinkerton J，et al. Revised Global Consensus Statement on Menopausal Hormone Therapy［J］. Climacteric，2016，19（4）：313-315.

病例十七　七七溢乳天癸已竭

病人，女，49 岁，已婚，G_1P_1。

初诊

【主诉】月经不规律 3 年，停经 1 年。

【现病史】病人 15 岁初潮，经期 5 天，30 天行经 1 次，量中等，无痛经，G_1P_1，工具避孕。3 年前（46 岁）开始出现月经稀发及月经量减少，经期 2 天，2 ～ 4 个月行经 1 次，未就诊。1 年前停经至今，无潮热、出汗，未服用药物或保健品。通过网络课堂了解到绝经后激素治疗，来咨询 MHT，目前无用药史。

【既往史】否认糖尿病、高血压等疾病史，否认过敏史。

【家族史】无特殊。

【查体】体格检查：身高 156cm，体重 58kg，BMI 23.84kg/m^2；双乳 V 级，无长毛，溢乳（++），乳晕旁及脐下无长毛；妇科检查：外阴（-）；阴道：分泌物少，黏膜红；宫颈：光滑；宫体：中位，偏小，质中，活动好；三合诊：双附件（-）。

【临床思路】病人 49 岁，月经稀发后已闭经 1 年，结合病人年龄，考虑绝经可能，但是查体发现双侧乳房溢乳。予性激素水平测定、盆腔超声、头颅 MRI 检查以及乳腺超声检查，进一步明确诊断。

【处理】空腹抽血查性激素六项、甲状腺功能，行盆腔超声、乳腺超声、头颅 MRI。

第二次就诊

【检查结果】性激素六项：FSH 3.2IU/L，LH 2.7IU/L，E$_2$ 12.7pg/ml，P 0.9ng/ml，PRL 140.5ng/ml（正常值 < 30ng/ml），T 0.43ng/ml；甲状腺功能（-）；盆腔超声：子宫大小 5.8 × 5.0 × 4.3cm^3，子宫内膜厚 3mm，右卵巢大小 2.5 × 1.2cm^2，左卵巢大小 2.8 × 1.9cm^2，未见明确卵泡；头颅 MRI：鞍区增强核磁可见垂体微腺瘤；乳腺超声：未见明显异常。

【复诊考虑】病人为高催乳素血症，可抑制生殖轴，压低 FSH 及 LH，暂不能除外卵巢功能下降可能，头颅 MRI 示垂体微腺瘤。病人无潮热、出汗等症状，已闭经 1 年，故先治疗高催乳素血症。

【诊断】高催乳素血症（垂体微腺瘤）；继发性闭经。

【处理】

（1）溴隐亭从 1.25mg、qd 开始，随餐口服治疗，每 3 天增加半片，逐渐增加，最后达到 2.5mg，tid。

（2）观察有无月经恢复。如果有月经恢复，3 个月经周期后，在月经第 2 ～ 4 天上午空腹静坐 1 小时，10 ～ 11 时抽血查 FSH、LH、E_2、T、PRL；如果无月经恢复，3 个月后上午空腹静坐 1 小时，10 ～ 11 时抽血查 FSH、LH、E_2、P、T、PRL。

第三次就诊

病人述服用溴隐亭已 3 个半月，无月经复潮，无潮热、出汗等不适症状。按抽血要求复查激素水平：FSH 85.7IU/L，LH 38.6IU/L，E_2 12.5pg/ml，P 0.8ng/ml，PRL 12.6ng/ml，T 0.32ng/ml。

【复诊考虑】病人催乳素水平控制满意，溴隐亭可减量 1/3。复查性激素 FSH 85.7IU/L，LH 38.6IU/L，E_2 12.5pg/ml。停经 1 年多，已处于绝经后阶段，因病人无潮热、出汗等症状，故暂时不需要 MHT。

【诊断】高催乳素血症（垂体微腺瘤）；绝经后。

【处理】溴隐亭 2.5mg，bid，3 个月后复查催乳素水平，若控制满意，可减至 2.5mg，qd。

【后续治疗】病人一直无潮热、出汗等症状，当服用溴隐亭 1.25mg、qd 时，PRL 49.4ng/ml，改为服用溴隐亭 2.5mg、qd，查 PRL 为 29.4ng/ml，之后坚持多年用药，维持催乳素在正常水平。

【病例分析】

（1）病例特点：病人 49 岁女性，停经 1 年余，检查发现溢乳，性激素：FSH 3.2IU/L，LH 2.7IU/L，PRL 140.5ng/ml；头颅 MRI 提示垂体微腺瘤；溴隐亭治疗后，复查性激素：FSH 85.7IU/L，LH 38.6IU/L，E_2 12.5pg/ml，PRL（－）。无潮热、出汗等症状。

（2）诊断：高催乳素血症（垂体微腺瘤）；绝经后。

（3）鉴别诊断：本病应与生理性或药理性因素引起的催乳素水平升高、特发性泌乳、空蝶鞍综合征、其他垂体肿瘤等鉴别。

生理性或药理性因素引起的催乳素水平升高：如乳头刺激、性生活、进餐 30 分钟内、低血糖、运动时或精神应激等导致的 PRL 升高，但这种升高一般不高于 100ng/ml。此外，妊娠、产后、服用某些药物也可能引起 PRL 升高，可通过病史提供鉴别依据。

特发性泌乳：有异常泌乳，但月经周期、排卵及血 PRL 水平均正常。

空蝶鞍综合征：临床表现与垂体瘤相似，但程度较轻。大部分病人内分泌检查正常。鞍区 MRI 检查可鉴别。

其他垂体肿瘤：生长激素瘤可有高催乳素血症及溢乳，但面貌或体型有特征性，血生长激素功能试验可以鉴别。

（4）讨论：病人 49 岁，月经不规律 3 年，停经 1 年余，容易想到绝经相关问题，然而查体及辅助检查却意外发现垂体微腺瘤所导致的高催乳素血症。而高 PRL 水平负反馈会抑制下丘脑，从而抑制 FSH 及 LH 的分泌，故无法得知病人的卵巢功能是否已处于绝经状态。在溴隐亭治疗过程中，当 PRL 水平降至正常后，查 FSH 85.7IU/L、LH 38.6IU/L，达到绝经水平，病人停经已超过 1 年，故可以诊断绝经。因为病人无潮热、出汗等不适症状，故暂时不需要 MHT。需注意的是，高催乳素血症的药物治疗忌溴隐亭停用过快、过早，应按规则减药，少部分病人需终身服药。

（郑婷萍　邓成艳）

【参考文献】

［1］Melmed S，Casanueva F，Hoffman A，et al. Diagnosis and treatment of hyperprolactinemia：an Endocrine Society Clinical Practice Guideline[J]. J Clin Endocrinol Metab,2011,96(2)：273–288.

［2］de Villiers T，Hall J，Pinkerton J，et al. Revised Global Consensus Statement on Menopausal Hormone Therapy［J］. Climacteric，2016，19（4）：313–315.

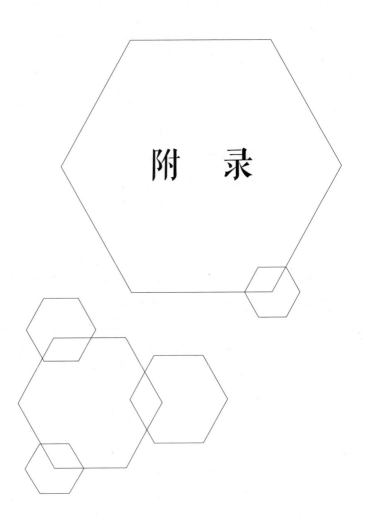

附　　录

缩略词表

ACTH	adrenocor ticotropic hormone	促肾上腺皮质激素
AFC	antral follicle count	窦卵泡数
AMH	anti-Mullerian hormone	抗苗勒管激素
ASD	androstenedione	雄烯二酮
AUB	abnormal uterine bleeding	异常子宫出血
BBT	basal body temperature	基础体温
BMI	body mass index	体重指数
CAH	congenital adrenal hyperplasia	先天性肾上腺皮质增生症
CAIS	complete androgen insensitivity syndrome	完全性雄激素不敏感综合征
COS	controlled ovarian stimulation	控制性卵巢刺激
CPP	central precocious puberty	中枢性性早熟
CLIA	chemiluminescence immunoassay	化学发光免疫分析
DA	dopamine	多巴胺
DHD	20α-dihydrogesterone	10, 11- 二羟基衍生物
DHEA	dehydroepiandrosterone	脱氢表雄酮
DHEA–S	dehydroepiandrosterone sulphate	硫酸脱氢表雄酮
E_1	estrone	雌酮
E_2	estradiol	雌二醇
ECLIA	electro- chemiluminescence immunoassay	电化学发光免疫分析

ELISA	enzyme-linked immunosorbent assay	酶联免疫吸附分析
FSH	follicle-stimulating hormone	促卵泡生长素
Gn	gonadotropin	促性腺激素
GnRH	gonadotropin releasing hormone	促性腺激素释放激素
GnRH-a	GnRH agonist	**GnRH** 激动剂
GnRH-A	GnRH antagonist	**GnRH** 拮抗剂
HCG	human chorionic gonadotrop	人绒毛膜促性腺激素
ICSI	introcytoplasmic sperm injection	卵胞浆内单精子显微注射
IGF	insulin like growth facter	胰岛素样生长因子
IUA	intrauterine adhesion	宫腔粘连
IVF-ET	in vitro fertilization and embryo transfer	体外受精-胚胎移植
IVM	in vitro maturation	未成熟卵体外培养
LC-MS	liquid chromatography-tandem mass speetrometry	液相色谱-质谱联用
LH	luteinizing hormone	促黄体生成素
LMP	last menstrual period	末次月经
LUFS	luteinized unruptured follicle syndrome	卵泡未破裂综合征
MHT	menopausal hormone therapy	绝经后激素治疗
NCAH	nonclassic adrenl hyperplasia	非典型性肾上腺皮质增生症
OHSS	ovarian hyperstimulation syndrome	卵巢过度刺激综合征
P	progesterone	孕酮
PCOS	polycystic ovarian syndrome	多囊卵巢综合征
PMP	previous menstrual period	前次月经

PPMP	pre–previous menstrual period	再前次月经
PPP	peripheral precocious puberty	外周性性早熟
PIF	prolactin inhibitory factor	催乳素抑制因子
POF	premature ovarian failure	卵巢早衰
POI	premature ovarian insufficiency	早发性卵巢功能不全
PRF	prolactin releasing factor	催乳素释放因子
PRL	prolactin	催乳素
RIA	radioimmunoassay	放射免疫分析法
ROS	resistant ovarian syndrome	卵巢抵抗综合征
SHBG	sex hormone–binding globulin	性激素结合球蛋白
SRY	sex determining region of Y chromosome	Y 染色体性别决定区
T	testosterone	睾酮
T_3	triiodothyronine	三碘甲状腺原氨酸
T_4	tetraiodothyronine	四碘甲状腺原氨酸
TRH	thyrotropin–releasing hormone	促甲状腺激素释放激素
TSH	thyroid stimulating hormone	促甲状腺激素
11β–OHD	11β–hydroxylase deficiency	11β- 羟化酶缺乏
17α–OHD	17α–hydroxylase deficiency	17α- 羟化酶缺乏
21–OHD	21–hydroxylase deficiency	21- 羟化酶缺乏

性激素检测正常参考值

Elecsys® 性激素检测			参考范围	单位
雌二醇（E₂）	男性		41.4 ～ 159	pmol/L
	女性	卵泡期	45.4 ～ 854	
		排卵期	151 ～ 1461	
		黄体期	81.9 ～ 1251	
		绝经后	＜ 18.4 ～ 505	
	孕妇	孕早期	563 ～ 11902	
		孕中期	5729 ～ 78098	
		孕晚期	＞ 31287 ～ 110100	
孕酮（P）	男性		＜ 0.159 ～ 0.474	nmol/L
	女性	卵泡期	0.181 ～ 2.84	
		排卵期	0.385 ～ 38.1	
		黄体期	5.82 ～ 75.9	
		绝经后	＜ 0.159 ～ 0.401	
	孕妇	孕早期	35.0 ～ 141	
		孕中期	80.8 ～ 264	
		孕晚期	187 ～ 681	
卵泡刺激素（FSH）	男性		1.5 ～ 12.4	IU/L
	女性	卵泡期	3.5 ～ 12.5	
		排卵期	4.7 ～ 21.5	
		黄体期	1.7 ～ 7.7	
		绝经后	25.8 ～ 134.8	

Elecsys® 性激素检测			参考范围	单位
黄体生成素（LH）	男性		1.7 ～ 8.6	IU/L
	女性	卵泡期	2.4 ～ 12.6	
		排卵期	14 ～ 95.6	
		黄体期	1.0 ～ 11.4	
		绝经后	7.7 ～ 58.5	
催乳素（PRL）	男性		86 ～ 324	μIU/ml
	女性（未怀孕）		102 ～ 496	
睾酮（T）	男性	20~49 岁	2.49 ～ 8.36	ng/ml
		≥ 50 岁	1.93 ～ 7.40	
	女性	20~49 岁	0.084 ～ 0.481	
		≥ 50 岁	0.029 ～ 0.408	
	男性（7～18 岁）Tanner 分期	1 期	＜ 0.025	
		2 期	＜ 0.025 ～ 4.32	
		3 期	0.649 ～ 7.78	
		4 期	1.80 ～ 7.63	
		5 期	1.88 ～ 8.82	
	女性（8～18 岁）Tanner 分期	1 期	＜ 0.025 ～ 0.061	
		2 期	＜ 0.025 ～ 0.104	
		3 期	＜ 0.025 ～ 0.237	
		4 期	＜ 0.025 ～ 0.268	
		5 期	0.046 ～ 0.383	

Elecsys® 性激素检测			参考范围	单位
抗苗勒管激素（AMH）	男性		0.77 ～ 14.5	ng/ml
	女性	2 ～ 24 岁	1.22 ～ 11.7	
		25 ～ 29 岁	0.890 ～ 9.85	
		30 ～ 34 岁	0.576 ～ 8.13	
		35 ～ 39 岁	0.147 ～ 7.49	
		40 ～ 44 岁	0.027 ～ 5.47	
人绒毛膜促性腺激素（快速法）（HCG STAT）	女性	非妊娠绝经前	≤4.9	IU/L
		绝经后	≤8.1	
	孕期	孕 3 周	5.4 ～ 7.2	
		孕 4 周	10.2 ～ 708	
		孕 5 周	217 ～ 8245	
		孕 6 周	152 ～ 32177	
		孕 7 周	4059 ～ 153767	
		孕 8 周	31366 ～ 149094	
		孕 9 周	59109 ～ 135901	
		孕 10 周	44186 ～ 170409	
		孕 12 周	27107 ～ 201615	
		孕 14 周	24302 ～ 93646	
		孕 15 周	12540 ～ 69747	
		孕 16 周	8904 ～ 55332	
		孕 17 周	8240 ～ 51793	
		孕 18 周	9649 ～ 55271	
人性激素结合蛋白（SHBG）	男性	20 ～ 49 岁	18.3 ～ 54.1	nmol/L
		≥ 50 岁	20.6 ～ 76.7	
	女性	20 ～ 49 岁	32.4 ～ 128	
		≥ 50 岁	27.1 ～ 128	

Elecsys® 性激素检测			参考范围	单位
硫酸脱氢表雄酮（DHEA-S）	女性	10~14 岁	0.92 ～ 7.60	umol/L
		15~19 岁	1.77 ～ 9.99	
		20~24 岁	4.02 ～ 11.0	
		25~34 岁	2.68 ～ 9.23	
		35~44 岁	1.65 ～ 9.15	
		45~54 岁	0.96 ～ 6.95	
		55~64 岁	0.51 ～ 5.56	
		65~74 岁	0.26 ～ 6.68	
		≥ 75 岁	0.33 ～ 4.18	
	男性	10~14 岁	0.66 ～ 6.70	
		15~19 岁	1.91 ～ 13.4	
		20~24 岁	5.73 ～ 13.4	
		25~34 岁	4.34 ～ 12.2	
		35~44 岁	2.41 ～ 11.6	
		45~54 岁	1.20 ～ 8.98	
		55~64 岁	1.40 ～ 8.01	
		65~74 岁	0.91 ～ 6.76	
		≥ 75 岁	0.44 ～ 3.34	
	儿童	＜ 1 周	2.93 ～ 16.5	
		1~4 周	0.86 ～ 11.7	
		1~12 个月	0.09 ～ 3.35	
		1~4 岁	0.01 ～ 0.53	
		5~9 岁	0.08 ～ 2.31	

续表

Elecsys® 性激素检测		参考范围	单位
胰岛素（INS）	空腹	2.6 ～ 24.9	μU/ml
C 肽（C–PEP）	血清 /血浆	1.1 ～ 4.4	ng/ml
	24 小时尿液	17.2 ～ 181	μg/24h
促肾上腺皮质激素（ACTH）	血浆	7.2 ～ 63.3	pg/ml
皮质醇（CORT）	血清或血浆	早晨 7~10 时采血	171 ～ 536	nmol/L
		下午 4~8 时采血	64 ～ 327	
	尿	100 ～ 379	nmol/24h
	唾液	早晨 8~10 时	< 19.1	nmol/L
		下午 2：30~3：30 时	< 11.9nmol/L	
生长激素（GH）	女性	0~10 岁	0.120 ～ 7.79	ng/ml
		11~17 岁	0.123 ～ 8.05	
		21~77 岁	0.126 ～ 9.88	
	男性	0~10 岁	0.094 ～ 6.29	
		11~17 岁	0.077 ～ 10.8	
		21~77 岁	< 0.030 ～ 2.47	

性激素单位换算：

（1）雌二醇：1pg/ml=3.67pmol/L。

（2）孕酮：1ng/ml=3.18nmol/L。

（3）睾酮：1ng/ml=3.47noml/L。